肝硬化静脉曲张
内镜及介入治疗

主 编 董 蕾 戴社教

编 者（按姓氏笔画排序）

万晓龙　王 婷　王进海　史海涛

刘贵生　李 永　李 路　李雪荣

杨龙宝　宋亚华　袁 佳　郭晓燕

龚 均　谢 宁

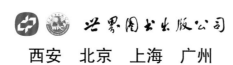

世界图书出版公司

西安 北京 上海 广州

图书在版编目（CIP）数据

肝硬化静脉曲张内镜及介入治疗 / 董蕾 , 戴社教主编 . — 西安 : 世界图书出版西安有限公司 , 2020.12
ISBN 978-7-5192-7915-8

Ⅰ . ①肝… Ⅱ . ①董… ②戴… Ⅲ . ①肝硬变—静脉曲张—内窥镜—治疗②肝硬变—静脉曲张—介入性治疗 Ⅳ . ① R575.2

中国版本图书馆 CIP 数据核字（2020）第 239799 号

书　　名	**肝硬化静脉曲张内镜及介入治疗** GANYINGHUA JINGMAI QUZHANG NEIJING JI JIERU ZHILIAO
主　　编	董　蕾　戴社教
责任编辑	岳姝婷
装帧设计	新纪元文化传播
出版发行	**世界图书出版西安有限公司**
地　　址	西安市高新区锦业路 1 号都市之门 C 座
邮　　编	710065
电　　话	029-87214941　029-87233647（市场营销部） 029-87234767（总编室）
网　　址	http://www.wpcxa.com
邮　　箱	xast@wpcxa.com
经　　销	新华书店
印　　刷	西安牵井印务有限公司
开　　本	787mm×1092mm　　1/16
印　　张	6.5
字　　数	120 千字
版次印次	2020 年 12 月第 1 版　2020 年 12 月第 1 次印刷
国际书号	ISBN 978-7-5192-7915-8
定　　价	58.00 元

医学投稿　xastyx@163.com ‖ 029-87279745　029-87284035
☆如有印装错误，请寄回本公司更换☆

门静脉高压症是一种常见病、多发病，引起门脉高压最常见的原因是各种原因导致的肝硬化。这些患者的主要临床表现为腹水、肝性脑病、食管胃静脉曲张和曲张破裂出血等。食管胃静脉曲张破裂出血是肝硬化门脉高压患者常见的死亡原因，其首次出血的死亡率达 30%~50%。

肝硬化食管胃曲张静脉的治疗方法主要有药物治疗、内镜下治疗、血管介入治疗、外科手术治疗等。而内镜治疗和介入治疗是两种重要的治疗方法。包括内镜下曲张静脉套扎术、硬化术、组织黏合剂注射术，以及经颈静脉肝内门体分流术（TIPS）和经皮经肝曲张静脉栓塞术。本书从临床角度出发，简单扼要地介绍了以上各种方法的适应证、并发症、操作方法及技巧，并配有部分临床病例和内镜图片供读者参考，增加了本书的可读性和实用性。此外，结合我们的临床研究，本书简单介绍了肝硬化直肠痔静脉曲张的临床现状和内镜治疗及儿童食管胃曲张静脉的内镜治疗经验，也简单介绍了我们构建的食管曲张静脉的无创预测模型，供临床医生参考学习。希望本书能给临床医生的内镜工作提供帮助。

董 蕾

2020 年 9 月

目　录

第 1 章

肝硬化门静脉高压症的病理生理及治疗概述

一、基本概念

门静脉高压症（portal hypertension，PHT）是由各种原因导致的门静脉系统压力升高所引起的一组临床综合征，最常见的病因为各种原因所致的肝硬化。基本病理生理特征是门静脉系统血流受阻和（或）血流量增加，门静脉及其属支血管内静力压升高并伴侧支循环形成，主要临床表现为腹水、肝性脑病、食管胃静脉曲张和曲张静脉破裂出血等。门静脉正常压力为 5~10mmHg（1mmHg=0.133kPa）。一般认为，当门静脉压力超过 18.3mmHg 时即为门静脉高压症。食管胃静脉曲张破裂出血（esophageal and gastric variceal bleeding，EGVB）是肝硬化门静脉高压患者常见的死亡原因，首次出血的死亡率达 30%~50%。

门静脉高压症是一种常见病、多发病，可影响肝实质和肝血管，且随之会出现肝功能损伤。多种原因导致门静脉压力增高，门腔侧支循环开放，门静脉旁系血管形成，门脉血流量增加，这也是维持和加重门静脉高压的重要因素。食管胃静脉是门静脉系统和腔静脉系统的重要交通支，食管胃静脉曲张（esophagogastric varices，

EGV）是门静脉高压的重要并发症之一。随着门静脉压力的增高和门静脉血流量的增加，曲张静脉逐渐形成甚至破裂出血。引起门静脉高压最常见的原因是肝硬化，肝硬化初次确诊时即有 50% 的患者存在食管胃静脉曲张。食管胃静脉曲张的充盈血管脆弱且易出血，一旦曲张静脉破裂可出现急性大出血甚至导致致死性后果。食管胃静脉曲张的出血率和死亡率均很高，发现曲张后 1 年内的出血率接近 12%，每次出血都伴随有 30%~50% 的死亡风险，幸存者在接下来 1 年中的再出血率达到 60%。与食管胃静脉曲张出血相关的危险因素主要有肝静脉压力梯度（hepatic venous pressure gradient，HVPG）、曲张静脉的大小、曲张静脉的压力、曲张静脉是否存在红色征及肝功能储备状况。近年来，随着常规治疗水平的不断提高和内镜（即介入技术）的发展，食管胃静脉曲张破裂出血的死亡率明显下降。

由于食管下段的黏膜下结缔组织较少，黏膜下静脉缺乏支持，并且此段静脉与门静脉主干距离最近，容易受到门静脉高压影响，因此食管静脉曲张（esophageal varices，EV）的发生率较胃静脉曲张（gastric varices，GV）高。但是胃曲张静

脉一旦形成，通常比食管静脉曲张粗大，发生破裂的出血量大，病情凶险，致死率高，预后差。胃静脉曲张可发生在胃的任何部位，以贲门和胃底部最多见。在门静脉高压的患者中，胃静脉曲张的发生率约为 5%~33%，25% 的胃静脉曲张患者可在 2 年内发生出血，其中又以胃底静脉曲张（gastric fundal varices，GFV）发生出血的概率最高（可达 55%~78%），与出血相关的死亡率可达 45%。上消化道内镜检查是诊断食管胃静脉曲张的金标准，不仅可以直接判断有无静脉曲张形成，还可了解静脉曲张的程度和范围，同时可确定有无门静脉高压性胃病（portal hypertensive gastropathy，PHG）。

二、静脉曲张的发生机制

正常情况下，血液通过门静脉系统从脾静脉和肠系膜上静脉流入肝脏。当门静脉压力梯度升高时，为缓解门静脉系统内的压力，机体会出现代偿性肝内、肝外分流。肝内分流通过纤维隔中的肝静脉与门静脉之间的交通支，使血流从门静脉绕过肝小叶进入肝静脉。肝外分流则位于平时闭合的门静脉系统和腔静脉系统间的交通支，这些交通支逐渐开放并扩张，门体间的侧支循环逐步形成和建立。

门静脉系统和腔静脉系统之间存在 4 个交通支，分别是胃底与食管下段交通支、直肠下端与肛管交通支、前腹壁交通支和腹膜后交通支。正常情况下，这些交通支都很细小，血流量很少。肝硬化时，由于门静脉高压的形成，正常的门静脉血流受

阻，加之门静脉无静脉瓣，血液经 4 组交通支回流，使交通支血管大量迂曲扩张，严重者呈结节状或瘤样扩张，临床常表现为食管静脉曲张和（或）胃静脉曲张、腹壁静脉显露和曲张、直肠痔静脉曲张。在扩张的 4 个交通支血管中，胃底、食管下段交通支形成的曲张静脉离腔静脉系统和门静脉主干距离最近，压力差最大，因此门静脉高压时，食管胃底静脉曲张往往出现最早，临床表现也最显著。研究发现，当门静脉压力达到 10mmHg 以上时，食管静脉曲张和（或）胃静脉曲张即可出现，但单纯胃静脉曲张患者的门静脉压力通常比食管静脉曲张患者低。此外，胃静脉曲张的发生通常与自发性脾 – 肾或胃 – 肾分流（spontaneous splenorenal or gastrorenal shunts，SGRS）有关，这些分流血管通过膈下或肾上腺静脉与左肾静脉相连。接近 60%~85% 的胃静脉曲张与自发性脾 – 肾或胃 – 肾分流有关，而这一数据在食管静脉曲张中仅占 17%~21%。自发性脾 – 肾或胃 – 肾分流可能与胃静脉曲张的门静脉压力低于食管静脉曲张有关。

在门体侧支循环中最具临床意义的是食管胃底静脉曲张。由于该处曲张静脉容易受到门静脉压力升高、胸腔负压作用使静脉回流血液增多、胃内酸性反流物侵蚀食管黏膜，以及粗硬食物或饮酒所致损伤等因素而发生破裂出血，从而成为肝硬化门静脉高压症患者最常见的并发症和致死原因。

胃静脉曲张不同于食管静脉曲张，两者的根本区别是形成曲张静脉层的位置不同，胃曲张静脉主要形成在黏膜下

层，而食管曲张静脉主要形成在黏膜固有层和黏膜下层。胃壁内巨大迂曲的静脉可从黏膜下层穿过而不引起静脉曲张，当黏膜肌层和黏膜固有层被中断破坏时，迂曲静脉才自黏膜下层突破黏膜层形成胃曲张静脉。

曲张静脉的血管壁往往薄且脆弱，一旦薄壁静脉承受的压力超过其弹性极限，曲张静脉即发生破裂出血，此为门静脉高压症的一个严重且危急的并发症。大量急性出血可引起失血性休克，诱发肝性脑病，继发心脏、大脑、肾脏等重要脏器的功能障碍，甚至出现多器官功能衰竭，严重时可危及生命。各种引起门静脉压力升高的因素均可诱发曲张静脉破裂出血，例如肝功能减退、不恰当的饮食、饮酒、不恰当的运动，任何使腹内压增高的因素（如便秘、呕吐、严重咳嗽等）也有可能引起曲张静脉破裂，阿司匹林和其他非甾体抗炎药（nonsteroidal antiinflammatory drugs，NSAID）等可破坏黏膜屏障的因素也可增加曲张静脉破裂出血的风险。此外，感染也与曲张静脉初发和再发出血率的升高有关。

食管曲张静脉出血好发于食管下段，此区域内黏膜下层粗大的血管呈锐角汇入黏膜固有层的薄壁血管并盘曲扩张，易发生出血（图 1-1）。胃曲张静脉主要位于黏膜下层且侧支血管较少，出血发生率比食管曲张静脉低。胃曲张静脉的直径往往较大，因此胃曲张静脉的管壁张力较食管曲张静脉更大（管壁张力 = 压力 × 半径 / 管壁厚度），这使胃曲张静脉可以在更低的门静脉压力下发生破裂出血。虽然胃曲

张静脉的出血率小于食管曲张静脉，但一旦出血，其失血量和严重程度通常都高于食管曲张静脉，其中尤以胃曲张静脉 3 型出血最为严重、死亡率最高（图 1-2）。Sarin 在对一项 568 例门静脉高压患者的随访研究中发现，胃曲张静脉出血的总体发生率约为 25%，而胃底曲张静脉 1 年、3 年、5 年的累积出血率分别为 16%、36% 和 44%。

胃曲张静脉出血的相关危险因素有曲张静脉的大小 [曲张静脉直径越大，出血风险越高，大（>10mm）> 中（5~10mm）> 小（<5mm）]、内镜下所见胃曲张静脉表面红色的黏膜斑或红色区域，以及门静脉高压性胃黏膜病（图 1-3）和肝功能分级（Child-Pugh C>B>A）。

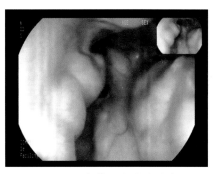

图 1-1　食管曲张静脉重度

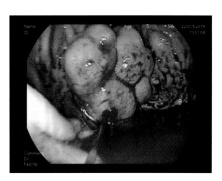

图 1-2　胃曲张静脉 3 型

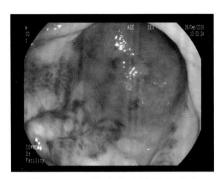

图 1-3 门静脉高压性胃黏膜病

三、静脉曲张的内镜治疗

肝硬化食管胃曲张静脉的治疗方法较多，现采用的主要治疗方法有药物治疗、内镜下治疗、血管介入治疗、外科手术治疗等。不管采取何种治疗方法，其目的都是预防首次出血、控制活动性出血和预防再出血，从而降低病死率和死亡率。内镜治疗主要包括套扎治疗、硬化治疗、组织黏合剂治疗及氩气治疗。特别是套扎治疗和硬化治疗应用最为普遍，是治疗食管曲张静脉最主要的两种方法。

胃曲张静脉的内镜治疗普遍采用组织黏合剂行曲张静脉栓塞治疗（gastric variceal obturation，GVO）。但此方法带来的栓塞并发症，尤其是系统栓塞并发症（如肺栓塞、脑栓塞、冠状动脉栓塞等）是主要问题。其次，排胶期间的再出血、排胶后溃疡形成及较大溃疡不易愈合等问题，也给后续治疗带来了许多困扰。

内镜下曲张静脉套扎术（endoscopic variceal ligation，EVL）治疗胃曲张静脉的研究较为有限，疗效评价也尚不统一，有学者认为内镜下曲张静脉套扎术是一个安全、有效的方法，也有学者持相反观点，

认为此方法的初始止血成功率低而再出血率高。因此，对于内镜下曲张静脉套扎术治疗胃曲张静脉的长期治疗效果及其安全性仍存在争议，特别是胃曲张静脉治疗后再出血率方面证据依然有限。

这些治疗方法都可以使曲张静脉缩小或消失，但由于没有根本改善门静脉高压，曲张静脉有可能再发，有时需行多次内镜下治疗。

1. 内镜下硬化治疗（endoscopic injection sclerotherapy，EIS）

硬化治疗食管曲张静脉出血首次报道于 1939 年，它在治疗食管曲张静脉急性出血和预防再出血方面均有重要作用。美国一项为期 11 年的随访研究显示，内镜下硬化治疗可明显提高曲张静脉出血患者的生存率。注射用硬化剂种类较多，理想的硬化剂应是组织局部反应较轻、黏度小，能迅速形成血栓、收缩血管，并能引起组织无菌性炎症性坏死的物质。常见的硬化剂有 1% 乙氧硬化醇（德国）、国产聚氧乙烯月桂醇醚（商品名：聚桂醇）、5% 油酸氨基乙醇、无水乙醇、0.5%~3.0% 十四烷基硫酸钠（sodium tetradecyl sulfate，STS）、5% 鱼肝油酸钠。目前，国内广泛应用的是聚氧乙烯月桂醇醚（国产聚桂醇），主要用于食管曲张静脉的治疗。内镜下硬化治疗的原理是注射硬化剂后，引起注射部位发生化学性炎症反应，曲张静脉内皮损伤，血管内血栓形成，2 周后血栓被肉芽组织逐渐取代，随后肉芽组织逐渐机化，最终堵塞曲张静脉腔，同时曲张静脉周围黏膜凝固坏死逐渐纤维

化，增强了静脉表面的覆盖层，从而防止曲张静脉破裂出血。

内镜下硬化治疗术治疗胃曲张静脉的初始止血率较高，约为 67%~100%，但再出血率也较高，死亡率为 24%，其中因再出血死亡的人数占总死亡人数的 53%。不同类型的胃曲张静脉出血用内镜下硬化治疗术的初次止血成功率无明显差异，但曲张静脉的消除率与其类型有关（40%~95%），GOV1 型的消除率最高，其次为 GOV2 型，IGV1 型消除率最低。而这 3 型的再出血率则呈相反趋势，依次递增。从内镜下硬化治疗开始到胃曲张静脉完全消失的过程中，IGV1 型和 GOV2 型所需的注射次数比 GOV1 型多，胃曲张静脉消失所需的时间与 GOV1 型相比也明显延长。这可能是由于 IGV1 型和 GOV2 型的曲张静脉较粗大，血流量大，血流速度快，硬化剂在血液中快速流动，导致短时间内血栓形成困难。这也可能是内镜下硬化治疗术治疗胃曲张静脉比治疗食管曲张静脉需要更大剂量硬化剂的原因，其随之带来的不良反应也更多。

内镜下硬化治疗术治疗胃曲张静脉的并发症发生率较高。最常见的并发症为发热、吞咽困难、胸骨后疼痛、上腹疼痛，大多数不良反应较轻且为暂时性的，可在数小时或数天内缓解，无须特殊处理。内镜下硬化治疗术后溃疡形成并出血是其严重的并发症。一般术后 1 周可见溃疡形成，溃疡基底部为淡黄白色，偶尔可呈黑褐色。曾有患者因内镜下硬化治疗后形成较深的溃疡，引起严重再出血最终死亡的报道。

内镜下硬化治疗术治疗胃曲张静脉的

安全性低，不良反应多，这使内镜下硬化治疗在胃曲张静脉治疗中的应用受到一定限制。对于内镜下硬化治疗后出现再出血的患者，再次行硬化治疗对出血的控制效果较差。在胃曲张静脉的内镜治疗中，组织黏合剂已经逐步替代了硬化剂，作为胃曲张静脉的首选内镜治疗方法。

2. 内镜下静脉曲张套扎术（endo-scopic variceal ligation，EVL）

内镜下静脉曲张套扎术是由 Stiegmann 等人在 1986 年最先报道的。随着内镜下治疗技术的不断提高，内镜下静脉曲张套扎术在治疗食管曲张静脉出血方面已有较为成熟的研究，并且目前已经作为治疗食管曲张静脉出血的标准方法，但这项技术应用于胃曲张静脉治疗的研究较为有限。

内镜下静脉曲张套扎术是一种局部治疗方法，套扎后 10min 左右，被结扎的曲张静脉开始发绀，初始时呈紫色，随着缺血加重，局部套扎组织开始出现急性炎症反应并坏死，套扎后 4~10d，坏死组织逐渐腐脱，橡皮圈亦随之脱落，脱落部位遗留基底部为白色的浅表溃疡。随着坏死组织进一步脱落，溃疡基底部的炎症反应也逐渐加剧，表面开始出现上皮组织，逐步覆盖整个溃疡表面，最终形成瘢痕组织，整个修复过程约需 2~3 周。

最初的一系列临床试验表明，内镜下静脉曲张套扎术是治疗急性胃曲张静脉出血的一种安全、有效的方法（初始止血成功率为 88.8%~100%，随访期间再出血率为 0~18.5%）。但也有学者比较了套扎治疗和栓塞治疗胃曲张静脉的疗效，发现套扎治疗的初始止血成功率与硬化治疗相当，但套扎治疗再出血率较高（内镜下静脉曲张套扎术的再出血率为 43.8%，内镜下硬化治疗为 22.5%，$P<0.05$），套扎组 2 年和 3 年的累积出血率分别为 63.1%、72.3%，而栓塞组仅为 26.8%。

套扎治疗将待套扎部位黏膜和黏膜下层吸入透明帽内，释放橡皮圈后结扎于曲张静脉根部，一般不会累及肌层，因此与栓塞组和硬化组相比，套扎治疗涉及的范围较小，所导致的并发症也相对较少。套扎治疗的常见并发症为术中出血、术后发热、胸骨后或上腹部疼痛，也可见感染发生。术中出血主要与橡皮圈松脱、离开结扎部位，或在套扎过程中，抽吸团块尚未形成时出现橡皮圈自动弹落有关。患者术后有轻微发热、腹痛等症状，一般持续 2~3d 后可自行缓解，无须特殊处理。

3. 内镜下组织黏合剂注射治疗（endoscopic tissue adhesive injection）

内镜下胃静脉曲张栓塞（gastric variceal obturation，GVO）被认为是治疗胃曲张静脉出血的普遍方式。常用组织黏合剂行内镜下栓塞治疗术。组织黏合剂与含有氢氧根离子溶液的生物介质和血液接触后，仅需 10~20s 即可使液态单体聚合成固态形式。氰基丙烯酸酯黏合剂是一种工业上应用广泛的快速胶黏剂，其原型为氰基烯酸甲酯（methyl-2-cyanoacrylate，MCA），具有强大的黏合强度和速度，可将多种物质迅速黏合在一起。从 19 世纪 60 年代开始，氰基丙烯酸酯黏合剂被用于

医疗等新领域，眼科、耳鼻喉科、口腔科和整形外科将其用于皮肤伤口的闭合和止血，此外还可用来闭塞异常的血管，如曲张静脉、血管瘤、动脉瘤、假性动脉瘤、动-静脉畸形等。Gotlib 和 Zimmermann 最先报道了内镜下注射氰基丙烯酸酯黏合剂治疗食管曲张静脉，随后 Soehendra 又率先将这一物质用于治疗胃曲张静脉。

现在使用的组织黏合剂有 N-丁基-2-氰基丙烯酸酯（N-butyl-2-cyanoacrylate，NBC）和 2-辛基氰基丙烯酸异丁酯（2-octylcyanoacrylate，OCA），以及国产组织黏合剂 α-氰基丙烯酸酯（康派特）等。组织黏合剂为快速固化的水溶性制剂，当它们被注入静脉时，瞬间聚合液态单体物质，引起曲张静脉内血液凝固、血栓形成，机械性阻塞管腔，达到快速止血和预防再出血的目的。

胃曲张静脉栓塞治疗已逐渐被大部分国家所接受。由于组织黏合剂的快速固化作用，为防止其在注射针芯内过早凝固、堵塞管腔，无法顺利注射到曲张静脉腔内，临床上应用时主要采用两种方法减缓组织黏合剂的聚合反应过程：①稀释法，将组织黏合剂与碘化油以最佳比例混合，一般组织黏合剂与碘化油的混合比例为 0.5mL : 0.8mL 或 0.5mL : 0.5mL，此方法可使聚合时间延长至 20s；②"三明治夹心"法，先将注射针充满生理盐水，待注射针头刺入曲张静脉后，注入组织黏合剂，注射完后再注入生理盐水。目前临床上使用较多的是稀释法，由于碘化油不能被 X 射线透过，组织黏合剂与碘化油混合后，不仅可以延缓黏合剂固化时间，还有利于我

们在 X 线透视下观察治疗效果。康派特是一种新的国产组织黏合剂，它最大的特点是不用稀释，可直接用于曲张静脉内注射，临床应用非常方便，目前聚桂醇联合组织黏合剂组成的新"三明治夹心"法，已在临床广泛应用。

聚桂醇是一种新的血管硬化剂，具有使血管纤维化与固化的作用，硬化剂可以闭塞黏膜表层及深层的曲张静脉，显著降低静脉曲张复发率和再出血率。先注射硬化剂可以通过损伤血管内皮形成血栓，使组织黏合剂局限化，从而减少或避免异位栓塞的风险。而且可以发挥聚桂醇的纤维化与固化作用，促进曲张静脉消失，改善曲张静脉内镜下治疗效果。目前，采用聚桂醇的新三明治法已经逐步取代了以碘油作为稀释剂的旧三明治方法。

一系列研究发现，用组织黏合剂行胃曲张静脉栓塞治疗的初始止血率至少达到 90%，再出血率约为 22%~37%。Sarin 等人的随机对照试验表明，内镜下注射组织黏合剂的效果优于硬化治疗，且可在短时间内达到胃曲张静脉消除的目的，胃曲张静脉栓塞治疗的生存率也高于硬化治疗。有研究报道，与内镜下曲张静脉套扎术相比，胃曲张静脉栓塞治疗急性胃曲张静脉出血的初始止血率明显高于曲张静脉套扎组（栓塞组为 90%，套扎组为 40%，$P<0.05$），累积生存率亦高于静脉曲张套扎组。

采用组织黏合剂行胃曲张静脉栓塞治疗时，可能发生的主要并发症包括局部并发症和系统并发症。局部并发症有溃疡形成、针道堵塞、早期及晚期再出血。曲张静脉旁注射法或曲张静脉内注射法均可导致巨型溃疡形成，有时溃疡较深，涉及食管管壁的整个厚度时可导致食管壁窦道形成。未稀释的组织黏合剂或注射针尖黏合剂过早凝固可导致针尖嵌塞。局部并发症中，最重要的是注射过程中出血及早期和晚期再出血。早期再出血可能与栓塞术后曲张静脉尚未完全固化闭塞而组织黏合剂排出有关，晚期再出血的机制尚不清楚。胃曲张静脉栓塞术最常见的系统并发症为发热、轻微腹痛或腹部不适。还有一个少见但严重的系统并发症为注射材料的异位栓塞，栓塞部位不定，可出现肺栓塞、脑栓塞、脾梗死、肾栓塞、门静脉血栓形成及冠状动脉栓塞等。组织黏合剂注射后肺栓塞的发生率为 0~4.3%（平均 1%），可以通过胸片、肺灌注扫描、CT 平扫发现栓子，若栓子位于肺动脉主干及其分支，肺栓塞可以是致死性的，主要导致心血管系统血流动力学不稳定、急性右心衰竭、心脏骤停和死亡。

尽管如此，由于胃曲张静脉栓塞术的高初始止血率，在欧洲和除日本以外的亚洲大部分地区，内镜下注射组织黏合剂仍是治疗急性胃曲张静脉出血的普遍方法。

4. 内镜下凝血酶注射治疗（endoscopic thrombin injection, ETI）

凝血酶是一种止血物质，最早在 1947 年用于治疗胃曲张静脉出血，随后凝血酶被广泛用于外科手术过程中的止血。凝血酶通过使纤维蛋白原转化为纤维蛋白凝块，促进局部血小板聚集而发挥止血作用。5mL 凝血酶溶液（每毫升含凝血酶 1000 单位）可以使 1L 血液在 60s 内凝固。Williams 等人曾报道用牛凝血酶注射治疗 11 例胃曲张静脉出血的患者，获得 100% 的止血成功率，随访 9 个月后仅有 1 例发生再出血。但应引起注意的是，牛凝血酶与朊病毒传播有关，可引起海绵状脑病和克 - 雅脑病，因此后来人们更多使用人凝血酶代替牛凝血酶。

内镜下凝血酶注射治疗曾被报道用于治疗食管、胃及十二指肠静脉曲张，也有小样本量研究用纤维蛋白胶来治疗胃曲张静脉出血。纤维蛋白胶由两部分构成，一部分为人纤维蛋白原和Ⅷ因子，另一部分为人凝血酶。将这两种组分通过一个双腔注射器注入曲张静脉，注入后立即混合形成纤维蛋白凝块阻塞静脉腔。

内镜下注射凝血酶治疗胃曲张静脉的初始止血成功率为 70%~100%，多数报道在 90% 以上，再出血率为 0~28%，死亡率为 0~50%。这种治疗方法最主要的优点是不良事件发生少，安全性高。尚没有由于凝血酶消耗纤维蛋白原使纤维蛋白原缺乏引起凝血功能紊乱而导致止血失败的报道。Norma 等人的一项注射凝血酶治疗胃静脉曲张和异位静脉曲张的研究显示，无一例患者发生栓塞并发症和过敏反应。注射凝血酶后穿刺处未形成注射后溃疡，理论上讲这能使再出血率降低。它的另一个重要优势是内镜下注射凝血酶不需要额外的特殊仪器、设备，操作简便。

尽管初始的一些研究报道了注射凝血酶治疗胃曲张静脉的前景，但这都是基于一系列非随机对照研究，与内镜下注射组织黏合剂相比较得出的结论不够可靠。因此，现阶段仍然缺乏将注射凝血酶作为标准治疗方法的可靠证据，这需要后期更多注射凝血酶和注射组织黏合剂的大样本随机对照研究来分析比较两者在治疗胃曲张静脉方面的效果。

四、静脉曲张的介入治疗

门静脉高压是终末期肝病和肝硬化的必然结果，门静脉高压症的介入放射学和血管内管理是在对患者的临床症状、肝脏疾病的严重程度、影像学及多学科护理目标进行全面评估后，在个体化的基础上确定的。有几种治疗方案可供选择，包括通过隧道式腹腔引流术进行腹腔减压、门静脉减压及静脉曲张闭塞术。门脉减压通常通过经颈静脉肝内门体静脉分流术（transjugular intrahepatic portosystemic shunts，TIPS）进行，目前已成为顽固性腹水、食管曲张静脉出血和胃曲张静脉出血的治疗选择。静脉曲张闭塞术可分为经皮经肝食管、胃曲张静脉栓塞术（percutaneous transhepatic embolization of gastroesophageal varices，PTVE）和经静脉逆行性球囊阻塞曲张静脉硬化术（balloon-occluded retrograde transvenous obliteration，BRTO）。经皮经肝食管胃曲张静脉栓塞术是治疗和预防食管胃静脉曲张出血的一种有效的介入性治疗方法。经静脉逆行性球囊阻塞曲张静脉硬化术在治疗胃曲张静脉出血和门体分流性肝性脑病方面取得了成功，随着时间的推移，其治疗效果得到了改善，也有了新的可以提高手术安全性和有效性的技术，这些技术被称为改良经静脉逆行性球囊阻塞曲张静脉硬化术。改良的经静脉逆行性球囊阻塞曲张静脉硬化术用弹簧钢丝圈或血管塞代替传统的闭塞球囊，永久性栓塞曲张静脉的脾-胃-肾分流通道。

20 世纪 60 年代末，开始通过动物实验研究经颈静脉肝内门体分流术对门静脉减压，随后在 90 年代初进行了首次人体试验。如今，经颈静脉肝内门体分流术被用于治疗肝硬化顽固性腹水、活动性出血或有危险的食管曲张静脉和（或）胃曲张静脉出血。该手术用支架在肝静脉和门静脉系统之间建立肝内分流通路，使以前受阻的血流绕过肝硬化的病灶，减轻了严重的门静脉高压症状。经颈静脉肝内门体分流术在改善症状方面取得了显著的成功，降低了腹水和静脉曲张出血的发病率和死亡率。对于未通过内科血管活性药物标准治疗和内镜治疗的活动性静脉曲张出血患者，经颈静脉肝内门体分流术控制出血的成功率达到 90% 以上。此外，与内镜治疗相比，经颈静脉肝内门体分流术在预防静脉曲张再出血方面有更高的成功率。经颈静脉肝内门体分流术后腹水和肝性胸腔积液患者症状明显改善，对经颈静脉肝内门体分流术与大量排放腹水比较的 meta 分析显示，经颈静脉肝内门体分流术对腹水的控制明显更好。使用最新的 PTFE 覆膜支架的经颈静脉肝内门体分流术与大量排放腹水+白蛋白输注相比，还显示了经颈静脉肝内门体分流术控制腹水的优越性。接受经颈静脉肝内门体分流术治疗的患者 1 年生存率（65.6%）较接受大量排放腹水+白蛋白输注治疗的患者 1 年生存率（48.4%）明显提高。

拓展阅读

[1] Cichoż-lach H, Celiński K, Słomka M, et al. Pathophysiology of portal hypertension[J]. Journal of physiology and pharmacology, 2008, 59 (2): 231–238.

[2] Kovalak M, Lake J, Mattek N, et al. Endoscopic screening for varices in cirrhotic patients: data from a national endoscopic database[J]. Gastrointestinal endoscopy, 2007, 65 (1): 82–88.

[3] Chalasani N, Kahi C, Francois F, et al. Improved patient survival after acute variceal bleeding: a multicenter, cohort study[J]. Am J Gastroenterol, 2003, 98 (3): 653–659.

[4] Bambha K, Kim WR, Pedersen R, et al. Predictors of early re-bleeding and mortality after acute variceal haemorrhage in patients with cirrhosis[J]. Gut, 2008, 57 (6): 814–820.

[5] Carbonell N, Pauwels A, Serfaty L, et al. Improved survival after variceal bleeding in patients with cirrhosis over the past two decades[J]. Hepatology, 2004, 40 (3): 652–659.

[6] Garcia-Tsao G, Bosch J. Management of varices and variceal hemorrhage in cirrhosis[J]. N Engl J Med, 2010, 362 (9): 823–832.

[7] D'Amico G, Luca A. Natural history. Clinical-haemodynamic correlations. Prediction of the risk of bleeding[J]. Baillieres Clin Gastroenterol, 1997, 11 (2): 243–256.

[8] Garcia-Pagan JC, Reverter E, Abraldes JG, et al. Acute variceal bleeding[J]. Semin Respir Crit Care Med, 2012, 33 (1): 46–54.

[9] Sarin SK, Lahoti D, Saxena SP, et al. Prevalence, classification and natural history of gastric varices: a long-term follow-up study in 568 portal hypertension patients[J]. Hepatology, 1992, 16 (6): 1343–1349.

[10] El-Serag HB, Everhart JE. Improved survival after variceal hemorrhage over an 11-year period

in the Department of Veterans Affairs[J]. Am J Gastroenterol, 2000, 95 (12): 3566–3573.

[11] Sarin SK. Long-term follow-up of gastric variceal sclerotherapy: an eleven-year experience[J]. Gastrointest Endosc, 1997, 46 (1): 8–14.

[12] Gimson AE, Westaby D, Williams R. Endoscopic sclerotherapy in the management of gastric variceal haemorrhage[J]. J Hepatol, 1991, 13 (3): 274–278.

[13] Korula J, Chin K, Ko Y, et al. Demonstration of two distinct subsets of gastric varices. Observations during a seven-year study of endoscopic sclerotherapy[J]. Dig Dis Sci, 1991, 36 (3): 303–309.

[14] Sarin S, Sachdev G, Nanda R, et al. Endoscopic sclerotherapy in the treatment of gastric varices[J]. British journal of surgery, 1988, 75 (8): 747–750.

[15] Chang CJ, Hou MC, Liao WC, et al. Management of acute gastric varices bleeding[J]. J Chin Med Assoc, 2013, 76 (10): 539–546.

[16] Saraswat VA, Verma A. Gluing gastric varices in 2012: lessons learnt over 25 years[J]. Journal of Clinical and Experimental Hepatology, 2012, 2 (1): 55-69.

[17] Galil KA, Schofield ID, Wright GZ. Effect of n-butyl-2-cyanoacrylate (histoacryl blue) on the healing of skin wounds[J]. J Can Dent Assoc, 1984, 50 (7): 565–569.

[18] Moschos M, Droutsas D, Boussalis P, et al. Clinical experience with cyanoacrylate tissue adhesive[J]. Doc Ophthalmol, 1996, 93 (3): 237–245.

[19] Duvvi SK, Lo S, Kumar R, et al. Superglue (cyanoacrylate) in the nose[J]. Otolaryngol Head Neck Surg, 2005, 133 (5): 803–804.

[20] Gotlib J, Zimmermann P. Une nouvelle technique de traitement endoscopique des varices oesophagiennes: l'obliteration[J]. Endosc Dig, 1984, 7: 10–12.

[21] Soehendra N, Nam VC, Grimm H, et al. Endoscopic obliteration of large esophagogastric varices with bucrylate[J]. Endoscopy, 1986, 18 (1): 25–26.

[22] Hou MC, Lin HC, Lee HS, et al. A randomized trial of endoscopic cyanoacrylate injection for acute gastric variceal bleeding: 0.5mL versus 1.0mL[J]. Gastrointest Endosc, 2009, 70 (4): 668–675.

[23] Ramond MJ, Valla D, Mosnier JF, et al. Successful endoscopic obturation of gastric varices with butyl cyanoacrylate[J]. Hepatology, 1989, 10 (4): 488–493.

[24] Oho K, Iwao T, Sumino M, et al. Ethanolamine oleate versus butyl cyanoacrylate for bleeding gastric varices: a nonrandomized study[J]. Endoscopy, 1995, 27 (05): 349–354.

[25] Kurokohchi K, Maeta T, Ohgi T, et al. Successful treatment of a giant exposed blood vessel in a gastric ulcer by endoscopic sclerotherapy with N-butyl-2-cyanoacrylate[J]. Endoscopy, 2007, 39 Suppl 1: E250.

[26] Kim EK, Sohn JH, Kim TY, et al. Esophageal sinus formation due to cyanoacrylate injection for esophageal variceal ligation-induced ulcer bleeding in a cirrhotic patient[J]. Korean J Gastroenterol, 2011, 57 (3): 180–183.

[27] Greenwald BD, Caldwell SH, Hespenheide EE, et al. N-2-butyl-cyanoacrylate for bleeding gastric varices: a United States pilot study and cost analysis[J]. Am J Gastroenterol, 2003, 98 (9): 1982–1988.

[28] Seewald S, Ang TL, Imazu H, et al. A standardized injection technique and regimen ensures success and safety of N-butyl-2-cyanoacrylate injection for the treatment of gastric fundal varices (with videos) [J]. Gastrointest Endosc, 2008, 68 (3): 447–454.

[29] Van Stiegmann G, Cambre T, Sun JH. A new endoscopic elastic band ligating device[J]. Gastrointest Endosc, 1986, 32 (3): 230–233.

[30] Daly BM. Use of buffer thrombin in the treatment of gastric hemorrhage; a preliminary report[J]. Arch Surg, 1947, 55 (2): 208–212.

[31] McAvoy NC, Plevris JN, Hayes PC. Human thrombin for the treatment of gastric and ectopic varices[J]. World J Gastroenterol, 2012, 18 (41): 5912–5917.

[32] Williams SG, Peters RA, Westaby D. Thrombin-an effective treatment for gastric variceal haemorrhage[J]. Gut, 1994, 35 (9): 1287–1289.

[33] Fujii Y, Sugawa C, Ozawa T, et al. Hemostasis

activation during esophageal variceal sclerotherapy with thrombin in cirrhotics[J]. Am Surg, 1991, 57 (4): 222–225.

[34] Heneghan MA, Byrne A, Harrison PM. An open pilot study of the effects of a human fibrin glue for endoscopic treatment of patients with acute bleeding from gastric varices[J]. Gastrointest Endosc, 2002, 56 (3): 422–426.

[35] LaBerge JM, Ring EJ, Gordon RL. Percutaneous intrahepatic portosystemic shunt created via a femoral vein approach[J]. Radiology, 1991, 181:679–681.

[36] Boyer TD, Haskal ZJ. American Association for the Study of Liver Diseases. The role of transjugular intrahepatic portosystemic shunt (TIPS) in the management of portal hypertension:update 2010[J]. Hepatology, 2010, 51:306.

[37] Siramolpiwat S. Transjugular intrahepatic portosystemic shunts and portal hypertension-related complications[J]. World J Gastroenterol,

2014, 20:16996–17010.

[38] Azoulay D, Castaing D, Majno P, et al. Salvage transjugular intrahepatic portosystemic shunt for uncontrolled variceal bleeding in patients with decompensated cirrhosis[J]. J Hepatol, 2001, 35:590–597.

[39] Zheng M, Chen Y, Bai J, et al. Transjugular intrahepatic portosystemic shunt versus endoscopic therapy in the secondary prophylaxis of variceal rebleeding in cirrhotic patients: meta-analysis update[J]. J Clin Gastroenterol, 2008, 42:507–516.

[40] Salerno F, Camma C, Enea M, et al. Transjugular intrahepatic portosystemic shunt for refractory ascites: a meta-analysis of individual patient data[J]. Gastroenterology, 2007, 133:825–834.

[41] Bucsics T, Hoffman S, Grunberger J, et al. ePTFE-TIPS vsrepetitive LVP plus albumin for the treatment of refractory ascites in patients with cirrhosis[J]. Liver Int, 2018, 38:1036–1044.

第2章

食管静脉曲张套扎术

一、背 景

1. 食管静脉曲张

食管静脉曲张破裂出血是上消化道出血的常见病因，也是肝硬化门脉高压最严重的并发症之一。内镜下食管静脉曲张套扎术（endoscopic esophageal varix ligation，EVL）是治疗食管静脉曲张的主要方法之一，是痔疮的环扎技术的改良和沿用，起源于20世纪80年代，操作简单、安全、并发症少、治疗效果肯定。在胃镜直视下，能精确地用橡皮圈套扎胃与食管黏膜表面的病变，如曲张静脉、血管畸形等。内镜下食管静脉曲张套扎术后24h黏膜及黏膜下层缺血坏死；3~7d出现急性炎症反应，存活的组织与坏死的组织产生分界，肉芽组织形成；14~21d后复查胃镜示溃疡愈合，曲张静脉消失，很少发生严重并发症。食管曲张静脉急性出血时，可在内镜下直接套扎出血病灶。若未找到出血点，则采用螺旋套扎法，所有活动性渗血或喷血病例均能得到控制。肝癌患者发生食管曲张静脉出血时，内镜下食管静脉曲张套扎术也是首选的止血方法，在没有门脉癌栓的情况下，内镜下食管静脉曲张套扎术可明显降低再出血率，延长患者

的生存期。

食管静脉曲张（esophageal varices，EV）及食管静脉曲张破裂出血（esophageal variceal bleeding，EVB）的主要原因是门脉高压。门脉高压由多种慢性肝病进展而来，部分继发于门静脉主干、脾静脉或肝静脉阻塞，少数由其他不明因素导致；临床表现包括食管、胃及腹壁静脉曲张，脾功能亢进，腹水，以及继发出现的肝肾综合征、肝肺综合征等。肝静脉压力梯度（hepatic venous pressure gradient，HVPG）被认为是门脉高压评估的金标准，通常HVPG > 5mmHg即认为门静脉压力升高，而临床意义上的门脉高压被定义为HVPG ≥ 10mmHg。因为直接测定门静脉压力难度较大，临床上常用HVPG代表门静脉压力，HVPG的测量具有侵入性，这也限制了它的应用。预防及治疗门静脉高压所致的食管静脉曲张方法包括药物治疗、内镜、介入及手术治疗。针对不同病因和临床表现应遵循个性化治疗原则，选择科学合理的治疗方案，改善患者预后。

2. 食管静脉曲张套扎的原理

食管曲张静脉套扎治疗，实际上沿用

了痔疮的套扎治疗方法。其原理是使用特制的橡皮圈将曲张静脉表面黏膜及部分静脉壁结扎，使套扎的静脉发生缺血性炎症，进而坏死脱落，曲张静脉血栓形成，从而使曲张静脉闭塞、消失，以达到止血的目的。

3. 食管静脉曲张破裂出血的危险因素

• 红色征（red color，RC），红色征阳性（包括鞭痕征、血疱征等）提示曲张静脉易出血（图 2-1）。

• 肝静脉压力梯度，用于判断食管静脉曲张的发生及其预后。

• 表面糜烂，提示曲张静脉表层黏膜受损，是近期出血的征象，需要及时行内镜下治疗。

• 血栓，无论红色或白色血栓都是即将出血的征象，需及时行内镜下治疗（图 2-2）。

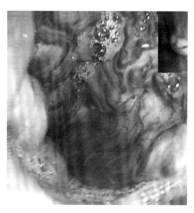

图 2-1 重度曲张，红色征阳性

二、食管静脉曲张及出血的内镜描述及诊断

1. 食管静脉曲张破裂出血的内镜检查

出血 12~24h 内进行胃镜检查是诊断食管曲张静脉破裂出血的可靠方法。内镜下可见曲张静脉活动性出血（渗血、喷血）及静脉曲张的表面发现血栓头（图 2-3~图 2-6）。

2. 食管静脉曲张分度

按照静脉曲张形态、是否有红色征及出血危险程度简单分为轻、中、重 3 度（表 2-1）。

• 轻度（G1）：食管静脉曲张呈直线形或略有迂曲，无红色征（图 2-7）。

• 中度（G2）：食管静脉曲张呈直线形或略有迂曲，有红色征或食管静脉曲张呈蛇形迂曲隆起但无红色征（图 2-8）。

• 重度（G3）：食管静脉曲张呈蛇形迂曲隆起且有红色征或食管静脉曲张呈串珠状、结节状或瘤状，无论是否有红色征（图 2-9）。

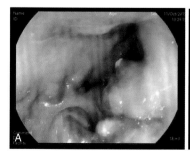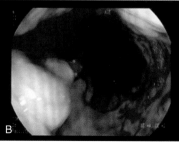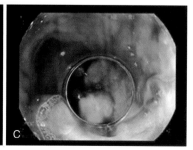

图 2-2 A. 白色血栓；B. 红色血栓；C. 红色血栓

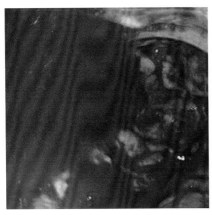

图 2-3　食管下段曲张静脉出血

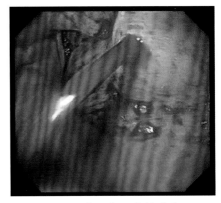

图 2-6　贲门部曲张静脉出血

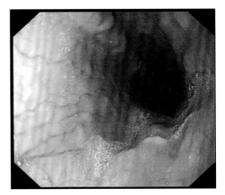

图 2-7　轻度食管静脉曲张

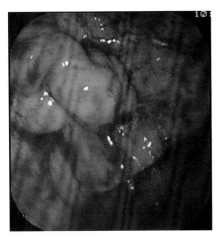

图 2-4　胃底曲张静脉出血

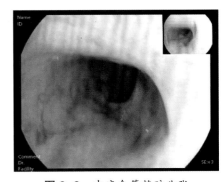

图 2-8　中度食管静脉曲张

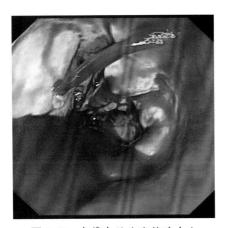

图 2-5　食管中段曲张静脉出血

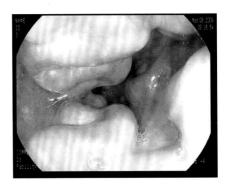

图 2-9　重度食管静脉曲张

表 2-1 食管静脉曲张的内镜分级

分级	曲张静脉形态及直径	红色征
轻度（G1）	曲张静脉呈直线形，D0.3	无
中度（G2）	曲张静脉呈直线形，D0.3	有
	曲张静脉呈蛇形迂曲隆起，D1.0	无
重度（G3）	曲张静脉 D1.0，曲张静脉呈串珠样、结节状或瘤状，D1.5 及以上	有或无

3. 食管静脉曲张的分型与分级

各国有关食管静脉曲张的分型分级标准不同，我国采用 2016 年肝硬化门静脉高压食管胃静脉曲张出血的防治指南推荐的分型方法——LDRf 分型，LDRf 是具体描述静脉曲张在消化管道内所在位置（location，L）、直径（diameter，D）与危险因素（risk factor，Rf）的分型记录方法，统一表示方法为"LXxD0.3~5 Rf0、1、2"。LXx："X"为脏器英文名称的首字母，即食管（e，esophageal）、胃（g，gastric）、十二指肠（d，duodenum）、空肠（j，jejunum）、回肠（i，ileum）、直肠（r，rectum）等，"x"表示曲张静脉位于该器官的具体位置，以食管为例，上段为 s（superior）、中段为 m（middle）、下段为 i（inferior），分别记作 Les、Lem、Lei。孤立胃静脉曲张记作 Lg，Lgf 则表示曲张静脉位于胃底，Lgb 表示曲张静脉位于胃体，Lga 表示曲张静脉位于胃窦；若食管静脉曲张延伸至胃底则记作 Le, g；若曲张静脉为多段，使用相应部位代号联合表示，如为食管下段与胃底均存在静脉曲张，但不相同，记录为 Lei, Lgf。

D0.3~5：表示所观察到曲张静脉的最大直径，按 D+ 直径数字方法表示，数字节点以内镜下治疗方式选择为依据：D0.3、D1、D1.5、D2.0、D3.0 等。

危险因素（Rf）表示观察到的曲张静脉出血的风险指数，根据是否有近期出血征象及是否有急诊内镜下治疗的指征分为 3 个梯度。Rf0：无出血的危险因素，无近期出血指征；Rf1：红色征阳性或肝静脉压力梯度（HVPG）高于 12mmHg，有近期出血的征象，需要择期进行内镜下治疗；Rf2：可见糜烂、血栓、活动性出血，需要及时进行内镜下治疗（表 2-2）。

三、食管静脉曲张套扎术的适应证、禁忌证及术前准备

1. 适应证

• 急性食管静脉曲张出血。

• 药物治疗、外科手术等其他方法治疗无效的食管静脉曲张出血。

• 既往有食管静脉曲张破裂出血史。

• 择期预防、治疗 LDRf 分型 D1.0~2.0 曲张静脉。当曲张静脉直径 >2.0cm，内镜套扎治疗后近期再发生大出血的风险增加。常用 6 环或 7 环套扎器，首次套扎后间隔 2~4 周可行第 2 次套扎或硬化剂注射治疗，直至静脉曲张消失或基本消失。

2. 禁忌证

• 有上消化道内镜检查禁忌者。

• 失血性休克。

• 肝性脑病，患者不配合。

表 2-2　消化道静脉曲张记录方法

项目	表示方法
位置（L）	Le：曲张静脉位于食管
	Les：曲张静脉位于食管上段
	Lem：曲张静脉位于食管中段
	Lei：曲张静脉位于食管下段
	Lg：曲张静脉位于胃部
	Lgf：曲张静脉位于胃底
	Lgb：曲张静脉位于胃体
	Lga：曲张静脉位于胃窦
	Le，g：食管曲张静脉与胃曲张静脉完全相通
	Le，Lg：食管曲张静脉与胃曲张静脉各自独立
	Le，g，Lg：一支以上胃曲张静脉与食管曲张静脉完全相通，但也有胃孤立曲张静脉存在
	Ld：曲张静脉位于十二指肠
	Ld1：曲张静脉位于十二指肠第 1 段
	Ld2：曲张静脉位于十二指肠第 2 段
	Ld1，2：曲张静脉位于十二指肠第 1、2 段交界
	Lr：曲张静脉位于直肠
	多段或多部位曲张静脉使用相应代号联合表示
直径（D）	D0：无曲张静脉
	D0.3：曲张静脉 ≤ 0.3cm
	D1.0：曲张静脉最大直径 >0.3~1.0cm
	D1.5：曲张静脉最大直径 >1.0~1.5cm
	D2.0：曲张静脉最大直径 >1.5~2.0cm
	D3.0：曲张静脉最大直径 >2.0~3.0cm
	D4.0：曲张静脉最大直径 >3.0~4.0cm
	曲张静脉最大直径 >4.0cm，按 D+ 直径数字方法表示
危险因素（Rf）	Rf0：RC-，未见糜烂、血栓及活动性出血
	Rf1：RC+ 或 HVPG>12mmHg，未见糜烂、血栓及活动性出血
	Rf2：可见糜烂、血栓及活动性出血，或镜下能够见到新鲜血液，并能够排除非静脉曲张出血因素

RC：红色征。HVPG：肝静脉压力梯度，可用于判断胃食管静脉曲张的发生及其预后。其正常值为 3~5mmHg；首次内镜检查无静脉曲张的肝硬化患者中，HPVG>10mmHg 者发生静脉曲张的可能性最大；静脉曲张出血 24h 内测得 HPVG>20mmHg 的患者发生早期再出血、止血失败和 1 年病死率较高的危险较大。曲张静脉内的压力与 HVPG 直接相关，HVPG 下降到 12mmHg 以下时，或从基线水平下降 20% 的患者（"HVPG 反应者"）发生静脉曲张再出血的可能性降低。

摘自：2016 年中华内镜学会肝硬化门静脉高压食管胃静脉曲张出血的防治指南

• 伴有严重肝、肾功能障碍，大量腹水患者。

以上禁忌均为相对禁忌证，无明显绝对禁忌证。对难控制的失血性休克或肝性脑病患者，在征得家属充分理解和知情的基础上，在全身麻醉插管下，仍可采取内镜治疗。因此，肝硬化急性食管静脉曲张出血抢救时，应根据医生的经验及医院的医疗条件确定内镜治疗的时机和方法。

3. 术前准备

• 胃镜，最好用 3.2 的大钳道胃镜。
• 套扎器：国产或进口套扎器都可以，进口套扎器操作更安全、稳妥。
• 负压吸引器，保证有足够的吸引力。
• 备用三腔二囊管，以防操作过程中意外出血。
• 备好急救药品及抢救器材。
• 准备在麻醉下进行者尚需先行调试好麻醉装置。
• 病史询问及术前检查，评估手术风险及治疗难度。询问患者有无严重心肺疾病或意识障碍禁忌行内镜治疗；了解患者的既往上消化道出血史及内镜检查情况，评估治疗可行性及难易程度；完善检查，如血常规、血凝、心电图等；贫血患者需输血，将其血红蛋白提高到70~80g/L以上；凝血功能较差者，给予其输注新鲜冰冻血浆或冷沉淀纠正。
• 签署知情同意书，消除患者的焦虑。
• 术前备血，建立静脉通道。
• 术前禁饮食6~8h。
• 失血性休克患者首先应积极抗休克；活动性出血患者可在三腔二囊管压迫止血，待一般情况改善后，在术前拔除三腔二囊管。
• 术前使用降低门脉压力的药物，有利于预防术中出血。
• 活动性出血或出血风险高的患者需在心电监护下进行，给予吸氧，提高手术耐受力。

四、食管静脉曲张套扎操作过程及操作要点

1. 操作过程

• 安装套扎器，现在最常用的是6环套扎器，在套扎器表面涂抹适量润滑止痛胶，然后将安装好套扎器的胃镜缓慢插入患者的食管。
• 仔细观察曲张静脉在食管的分布，从胃食管结合部或食管下段开始，从下到上依次套扎。
• 偏转内镜头端，找到曲张静脉并将其定位到视野中央（图2-10）。
• 对曲张静脉做持续的吸引，待曲张静脉完全吸入套扎帽，内镜视野完全发红（红屏征）时，顺时针缓慢转动释放手柄，将套扎皮圈放出（图2-11）。
• 停止吸引，迅速解除负压，内镜头端回直。
• 应用多环套扎器时，可打开吸引器持续吸引，重复以上操作，依次套扎曲张静脉。
• 大部分患者用1套套扎器，套扎6个点就能满足治疗要求，有些较严重的患者，需要2套套扎器，套扎12个点位，

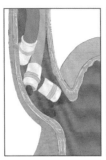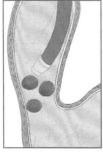

图 2-10 食管曲张静脉套扎模式图

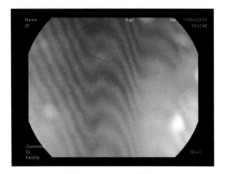

图 2-11 红屏征

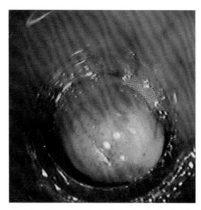

图 2-12 套扎后的组织呈气球样

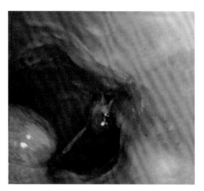

图 2-13 套扎后第 2 天套扎组织呈青紫色

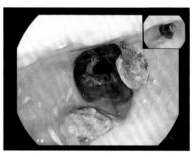

图 2-14 套扎后 1 周，皮圈脱落，溃疡形成

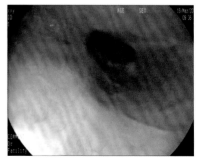

图 2-15 套扎后 1 个月瘢痕组织形成，瘢痕组织呈白色放射状

才能将曲张静脉全部套扎。但是套扎点位不应太多，一方面会增加手术难度，另一方面会使并发症增多。

• 结扎后的组织呈气球样团块状（图 2-12），直径约 8~10mm，呈暗红色，基底部可见一黑色或蓝色橡皮圈，10min 左右开始发绀。4~8d 开始坏死，随后坏死组织腐脱，橡皮圈也脱落，遗留基底部为深约 1~2mm、直径约 10~12mm 的圆或椭圆形白色浅溃疡，2~3 周后覆盖上皮组织修复（图 2-13~图 2-15）。

• 出血时急诊套扎，由于食管腔内血液较多，视野不清，需要持续冲洗以改善视野，只要观察到出血静脉轮廓，即可施行结扎，或自贲门附近开始依次向食管上端套扎，因大多数患者出血部位在食管下段和贲门区小弯侧,首先选择此区域的曲张静脉进行套扎,大都可以达到止血的目的。

2. 操作要点

• 胃镜前端与食管黏膜表面保留一定的缝隙,更有利于充分吸引。

• 如果吸引比较困难,可以轻轻地上下提拉胃镜或小幅度的左右旋转,这样更有利于充分吸引。

• 套扎过程中要给食管腔内适当地注气,以保持胃镜视野清楚。

• 曲张静脉的 2 个套扎点通常间隔 2cm。

• 套扎手术每间隔 2~4 周进行 1 次,直至曲张静脉完全闭塞。一般需要 2~4 次套扎。有些患者套扎次数可能更多,与门脉系统的压力、血流及侧支循环的建立有关。

• 门静脉血栓的患者,由于门脉压力较高,套扎治疗效果不好,术后很容易再出血。建议做 TIPS 或手术治疗。

• 如果曲张静脉存在活动性出血,或有红色血栓、白色血栓,应在出血点或血栓头的下方进行套扎。

• 负压吸引要充分,直到胃镜视野完全红屏时即可释放皮圈。

• 给儿童患者套扎时,胃镜视野达到 1/2 红屏时即可释放皮圈。

• 美国 Boston 科学公司的套扎器释放皮圈时,会发出一声"咔"的响声,作为皮圈释放的提示;美国 Wilson Cook 公司的皮圈释放时无声响,但会有一种明显的落空感。

• 胃镜前端侧对食管壁,避免将对侧食管一起套扎或将食管管腔全部套扎。

• 对于较小的食管静脉曲张或之前已经治疗过的静脉曲张,可能难以将足量的组织吸入到套扎帽内,术者可以用右手轻轻拉动和转动内镜镜身,有助于将更多的组织吸入到套扎帽内。

• 密集套扎可以减少套扎治疗的次数,但是并发症相对较多,术后会有明显的疼痛、恶心呕吐,而且操作难度较大。对于初学的医生,建议选用一套 6 环的套扎器,先将较大的曲张静脉套扎,这样相对比较安全。

• 由于静脉曲张有复发性,曲张静脉消除之后,应定期内镜随访监测,建议每 6~12 个月进行 1 次内镜检查。

五、并发症

1. 出 血

出血是套扎术后最严重的并发症。一般食管静脉曲张套扎后 7d 左右,套扎皮圈脱落,随之溃疡形成,经 2~3 周愈合;如果套扎皮圈过早脱落,尚未形成成熟血栓闭塞曲张的静脉就可能发生出血。套扎后溃疡出血发生率约为 3.6%~15%,死亡率高达 52%。APRI(AST 和 PLT 的比例指数)升高、凝血酶原时间(PT)延长、终末期肝病模型(MELD)评分 >10 分、伴随胃静脉曲张、既往有食管静脉曲张破裂出血史等可能是其高危因素。套扎后出血的治疗方法包括氩气凝固术(APC)、再次食管静脉曲张套扎、食管曲张静脉硬化术。如果出血量较大，无法再次行胃镜治疗，可用三腔二囊管压迫止血，配合质子泵抑制剂。严重病例可用 TIPS 或外科手术。

2. 胸 痛

套扎术后部分患者可出现不同程度的胸痛，可适当应用止痛药，提高患者舒适度，避免患者因烦躁等原因增加出血风险；给予患者黏膜保护剂及酸抑制剂可缓解酸反流引起的黏膜刺激。

3. 食管狭窄

因食管套扎术仅限于黏膜层，未累及肌层，所以很少出现狭窄。儿童食管管腔细，应用成人套扎器时可能会将两侧壁吸至一个套扎环，造成狭窄，但套扎环脱落后狭窄亦可自行缓解。

4. 发 热

部分患者套扎后会出现发热，体温一般不超过 38℃，不用特殊处理，如果白细胞升高，有感染存在，可用 3~5d 抗生素。食管静脉曲张破裂急性出血的患者，很容易并发肝性脑病、腹膜炎等症状，推荐使用三代头孢预防感染。

六、术后护理

• 嘱患者卧床休息 1~2d，2 周内避免剧烈活动，以防缺血、坏死的组织过早脱落导致出血。

• 术后严密监测患者，如无活动性出血，术后 24~48h 可进流食，并逐步过渡。术后饮食管理非常重要，皮圈一般在术后 7~10d 脱落，此期间一定严格限制饮食，10d 以后可以过渡到半流食，一般 2~4 周可进固体食物。过早进食固体食物或较硬的食物，会造成皮圈过早脱落，发生出血。有些患者在术后 3d 左右皮圈即可脱落，套扎的溃疡组织未完全愈合，很容易发生出血。有些患者皮圈脱落较晚，大约在术后 2 周左右。皮圈早脱的原因主要是患者肝功能较差、蛋白较低或处于严重的贫血状态。因此，术前应给予患者适量的白蛋白和血浆制品，纠正低蛋白和贫血状态，对于术后平安过渡非常重要。皮圈脱落后食管将形成多个溃疡，溃疡的修复也需要大量的蛋白质和营养物质，因此，术后第 1 周，最好每隔 1d 输注 10g 白蛋白，并且鼓励患者多食用牛奶、豆浆等高蛋白饮食，以促进溃疡愈合。

• 观察患者有无呕血与黑便及伴随的症状。如有黑便、剧烈腹痛、呕血等，应及时采取相应的治疗措施，如果出血量较大，并有胃镜禁忌，可放置三腔二囊管压迫止血。

• 术后可酌情应用止血药、抑酸药、黏膜保护剂及抗生素 3~5d。

• 大部分患者术后可出现低烧，体温一般不超过 38℃，不用特殊处理。

• 部分患者术后出现胸骨后疼痛，一般在 3~5h 可逐渐缓解。如果疼痛剧烈，可肌注止痛药物。

七、套扎病例及内镜图

具体内容见图 2-16~ 图 2-26。

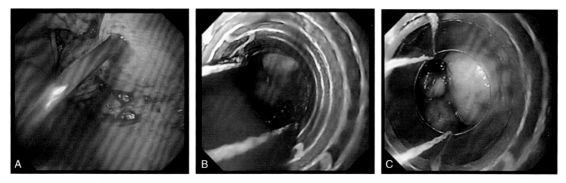

图 2-16 A.贲门曲张静脉出血；B.内镜下套扎治疗；C.套扎后出血停止

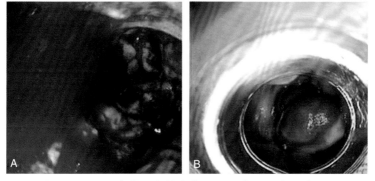

图 2-17 A.食管曲张静脉出血；B.套扎后出血停止

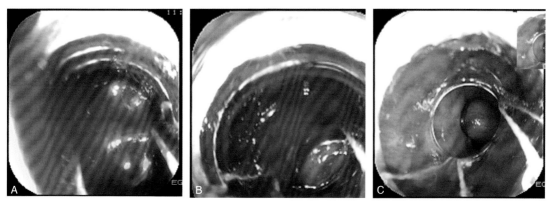

图 2-18 A.食管曲张静脉破裂大出血；B.视野不清，贲门部盲套；C.套扎后出血停止

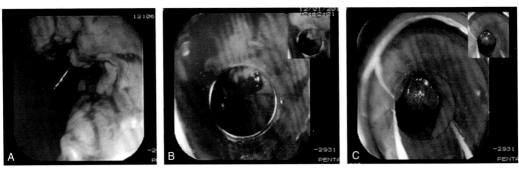

图 2-19 A.食管中段曲张静脉出血；B.出血点下方套扎；C.套扎后出血停止

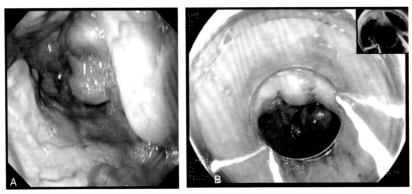

图 2-20 A.食管静脉重度曲张红色征阳性；B.食管静脉曲张套扎治疗

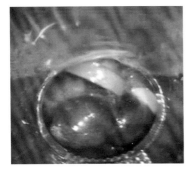

图 2-21 套扎后曲张静脉表面形成血肿

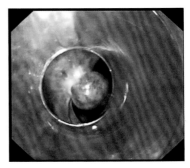

图 2-23 套扎后，周围黏膜收缩绷紧，形成皱状改变

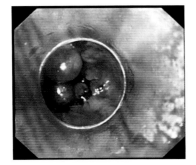

图 2-22 密集套扎

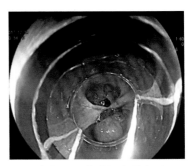

图 2-24 操作失误，将对侧食管黏膜吸入后套扎

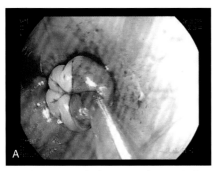
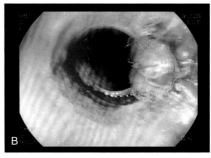

图 2-25　A.操作失误，将食管腔完全套扎，患者即刻感到气憋不适；B.用扩张球囊沿缝隙插入后扩张，一侧食管黏膜撕裂脱落，食管腔开放

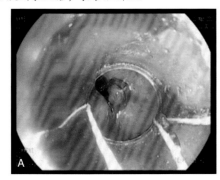
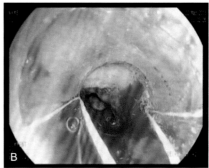

图 2-26　A.吸引力度不够套扎组织太少，皮圈即刻脱落；B.皮圈脱落后局部少量出血

八、儿童食管静脉曲张内镜治疗

　　儿童食管静脉曲张破裂出血是儿童门脉高压的主要并发症。儿童门脉高压症的病因不同于成人，肝炎后肝硬化较为少见，主要原因为门静脉海绵样变性、先天性胆道闭锁、囊性纤维化、先天性肝纤维化等。肝硬化性门脉高压比较少见，并发食管静脉曲张破裂出血的风险较低，但远期治疗效果较差。内镜下治疗食管静脉曲张破裂出血的方法主要有内镜下套扎治疗（EVL）和硬化剂注射（EIS）。一项对比硬化剂注射治疗和套扎治疗的研究中，肝外门静脉阻塞患者共 49 例，其中硬化剂注射组 24 例，套扎组 25 例；随访观察，两组即时止血率均为 100%，但硬化剂注射组的再出血率高于套扎组，

且硬化剂注射组的食管溃疡和狭窄发生率比套扎组更高。另一项包含 31 例门脉高压症患儿的前瞻性研究中，间隔 3 个月进行 2 次 EVL 治疗后，28 例儿童（90.3%）获得了根除静脉曲张的效果，停止治疗后平均随访时间为 16 个月；治疗期间或治疗后，均未出现静脉曲张出血；3 例儿童在根除后分别于 12、13 和 28 个月后出现了无出血的静脉曲张复发。

　　我们收治的患儿中，年龄最小的 2.5 岁，最大 11 岁，多数为门静脉海绵样变。食管静脉曲张大多为中到重度，大约 1/3 患儿合并胃静脉曲张（GOV1 和 GOV2 型），食管曲张静脉患儿均采用内镜下套扎治疗，所用内镜为成人内镜及成人套扎器。其中 1 例死亡，1 例追加 TIPS 治疗，其余患儿预后良好。

酒精性肝硬化在儿童门静脉高压症中鲜有报道，我们收治了 1 例患儿，出生 6 个月后因脑积水长期以药酒为引服用中药，2.5 岁时出现食管静脉曲张破裂出血，考虑为酒精性肝硬化门脉高压症。该患者初次出血时被给予脾脏切除联合门奇静脉断流，自体脾移植，术后 8 个月再次出血，内镜下行食管静脉曲张套扎治疗，2 年内共套扎 4 次，最后因套扎后第 7 天脱环后出血而不治身亡。门静脉海绵样变性是儿童非肝硬化性门脉高压症中最常见的病因，临床主要表现为脾大、消化道出血，部分患者合并腹水，多由于感染、炎症等诱使门静脉血栓形成，随后侧支循环形成，属肝前性门静脉高压。肝功能检查多为 Child A 级或 B 级，较少出现肝昏迷。经内镜治疗后，静脉曲张多可明显缩小，甚至消失，预后良好。我们随访了一例门静脉海绵样变性患儿长达 9 年（7~17 岁），反复消化道出血，间断套扎 4 次，曲张静脉完全消失，肝功能完全正常，现发育良好。

儿童食管静脉曲张内镜治疗的要点如下：

• 目前国内没有儿童食管曲张静脉专用套扎器，应用成人套扎器同样安全有效。

• 因儿童食管相对狭小，吸引时镜下见到 1/2 红屏即可释放皮圈。

• 吸引器的压力可以适当调小，以免将肌层吸入，造成穿孔或术后食管狭窄。

• 因套扎器和直径较细的鼻胃镜无法配套，3 岁以上儿童使用的胃镜与成人相同。

• 对于 GOV1 型食管胃静脉曲张，如胃底病变较轻，可先套扎食管病变，胃底病变有时无须特殊治疗。

• 胃底曲张静脉较大并有出血风险的患者，可在内镜下行组织黏合剂注射术。

• 儿童食管静脉曲张治疗同成人，需多次进行，以最大可能消除静脉曲张，当静脉曲张缩小后，出血风险和出血量均可明显降低。

• 儿童套扎病例及内镜图详见图 2-27~ 图 2-30。

九、 常用套扎器的型号及介绍

1. 背 景

内镜下套扎治疗（EVL）最早是在

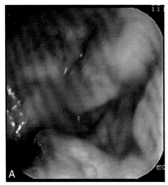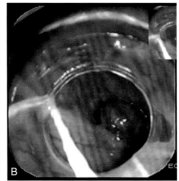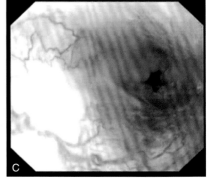

图 2-27 A. 6 岁患儿食管静脉重度曲张；B. 套扎治疗 2 次；C. 3 年后复查，曲张静脉完全消失

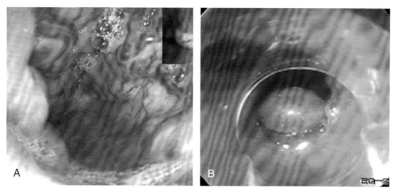

图 2-28　A. 3 岁患儿酒精肝食管静脉重度曲张；B. 内镜下套扎治疗

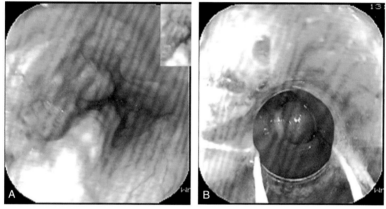

图 2-29　A. 10 岁患儿，门静脉海绵样变，食管静脉重度曲张；B. 食管曲张静脉套扎治疗

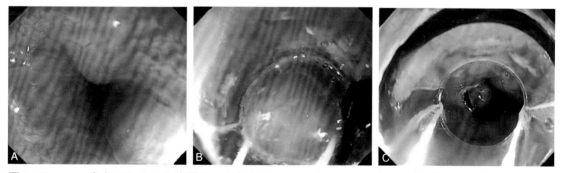

图 2-30　A. 3 岁患儿门静脉海绵样变，反复出血；B. 吸引至 1/2 红屏时，释放皮圈；C. 套扎治疗成功

80 年代犬的动物模型上建造的，经过 20 多年国内外专家进行的大量临床研究，内镜下套扎治疗已被证明是治疗食管曲张静脉的首选方法。内镜下套扎治疗是以内痔弹性套扎圈结扎原理为基础，操作前先将一个或多个高弹性橡胶圈按顺序安装在套扎器外侧，然后将套扎器与胃镜前端套接，随着胃镜插入食管，负压吸引靶静脉，当靶静脉在套扎器内侧成 "Ω" 形时，释放套扎橡胶圈，将曲张静脉从根部完全结扎，从而中断曲张静脉血流，促使血栓形成，局部缺血坏死，

形成溃疡，溃疡愈合后达到治疗食管静脉曲张出血和预防出血的目的。

最初的套扎器为 Stiegmann 式套扎器，其前端的套扎管材料不透明，严重影响手术时的镜下视野。其原理为线动单发式，在内镜翻转状态下不方便使用，操作烦琐。随着内镜技术的发展，套扎器也在不断地发展改善。例如，减少牵引线数、增加套扎圈数、延长套扎管长度、增加视野明亮度、生产各类规格的套扎器等。目前，国内外已有 10 多种不同类型的套扎器，但临床上应用较多的仍是美国的 Wilson Cook 公司套扎器和美国 Boston 科学公司的套扎器。

2. 套扎器的种类

根据套扎圈释放机制可分为线动式、液压式和气动式套扎器 3 种。因线动式套扎器具有无需配合外套管、可连续多发、操作简便等优点，临床上应用较多。根据每次操作释放套扎圈的数量又可以将套扎器分为单发式和连发式两种，二者各有优缺点，连发式在临床应用最多。

至今，包括我国在内世界上已有 10 余种不同类型的内镜下套扎治疗套扎器，它们各有优缺点（表 2-3）。

3. 临床上最常用的两种套扎器

（1）美国 Wilson Cook 套扎器（Saeed multi-band ligator）（表 2-4）

该款套扎器为一次性使用非无菌的线动式套扎器。套管由双线牵引，嵌入式的套扎圈在保证吸力的同时最大化地提供了操作视野。多种尺寸的套管可满足不同操作的需求。可用于胃食管交界处及以上部位的食管曲张静脉的镜下套扎或内痔的套扎，Wilson Cook 公司的套扎器已经引领市场 10 多年，现在的 Saeed 多环套扎器使用可靠、与通用管型相配，与市场上其他品牌的套扎器相比脱落滑移率更低，可以降低潜在的再出血风险。

（2）Speedband 超视野 7 环套扎器（Boston Scientific）（表 2-5）

表 2-3 不同套扎器的性能比较

生产厂家	产品特点
中国天津医疗设备公司	6 环，钢丝牵引，不用外套管
中国陕西天宇制药有限公司	4、6 环，钢丝牵引，不用外套管
美国 Boston 科学公司	5、7、8 环，钢丝牵引，不用外套管
美国 Wilson Cook 公司	6、8、10 环，丝线牵引，不用外套管
日本 Sumitomo 公司	单环，气压推动，需要外套管

表 2-4 不同型号套扎器的内镜兼容性

产品序列号	参考零件号	内镜外径（mm）	环数	触发线长度（cm）
G31915	MBL-U-4	8.6~11.3	4	122
G31917	MBL-U-6	8.6~11.3	6	122
G31918	MBL-U-6-F	8.6~11.3	6	142
G31919	MBL-U-10	8.6~11.3	10	122

表 2-5 套扎器产品参数

产品序列号	工作通道（mm）	内镜外径（mm）	环数	包装
M00542251	2.8	8.6~11.5	7	4 套/盒

同为线动式一次性使用非灭菌套扎器，用于食管曲张静脉和肛门直肠痔的内镜下套扎。透明套扎器、套扎环后安装，套扎环单线释放、单向冲洗阀共同构成了超视野的特点。与 Cook 6 环相比，7 环套扎器具有整个操作过程视野一致的优点。牵引系统由钢丝组成，克服了丝线牵引弹性伸张的缺点，操作准确性较好。皮圈释放时可发出"咔"的响声，有助于操作者对皮圈释放的准确判断（图 2-31）。

近年来，多个国产套扎器已经研发成功，并在国内各级医院广泛应用，同样具有很好的操作性和安全性，且价格明显低于同类进口产品（图 2-32）。

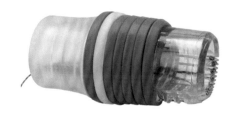

图 2-31 进口 7 环套扎器

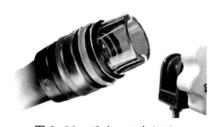

图 2-32 国产 6 环套扎器

拓展阅读

[1] 令狐恩强 . 食管胃静脉曲张及出血的内镜下诊断和治疗规范试行方案 [J]. 中华消化内镜杂志 ,2010,27(1)：1-4.

[2] 徐小元，丁惠国，贾继东，等 . 肝硬化门静脉高压食管胃静脉曲张出血的防治指南 [J]. 临床肝胆病杂志 ,2016,32(2)：203-219.

[3] de FRANCHIS R, Baveno VI Faculty. Expanding consensus in portal hypertension: report of the Baveno VI Consensus Workshop: Stratifying risk and individualizing care For portal hypertension[J]. J Hepatol, 2015, 63(3):743-752.

[4] Wang L, Feng Y, Ma X, et al.Diagnostic efficacy of noninvasive liver fibrosis indexes in predicting portal hypertension in patients with cirrhosis[J]. PLoS One, 2017, 12(8):e0182969.

[5] 中华医学会消化病学分会，中华医学会肝病学分会，中华医学会内镜学分会 . 肝硬化门静脉高压食管胃静脉曲张出血的防治共识 (2008, 杭州)[J]. 中华肝脏病杂志 ,2008,16(8)：564-570.

[6] 李莉，张文辉，韩军，等 .1078 例食管胃静脉曲张内镜下表现特点 [J]. 中国内镜杂志 , 2014, 20(2): 157-160.

[7] 石艳，肖绍树 . 肝炎肝硬化门脉高压合并食管胃静脉曲张破裂出血与再出血危险性的预测 [J]. 中华实验和临床感染病杂志 (电子版), 2012,6(4):351-352.

[8] 郑盛，唐映梅，杨晋辉，等 . 肝硬化食管胃静脉曲张破裂出血的相关危险因素分析 [J]. 胃肠病学和肝病学杂志 ,2014,23(2):178-181.

[9] 晋琼玉，吴攀，徐泽燕，等 . 内镜下套扎术联合药物治疗食管静脉曲张出血的疗效观察 [J]. 华西医学 , 2012, 27 (8):1129-1132.

[10] Gluud LL, Krag A. Banding ligation versus beta-blockers for primary prevention in oesophageal varices in adults[J]. Cochrane Database Syst Rev, 2012, 8: cd004544

[11] Orloff MJ. FiFty -three years experience with randomized clinical trials of emergency portacaval shunt for bleeding esophageal varices in cirrhosis: 1958—2011 [J]. JAMA Surg,2014, 149(2): 155-169.

[12] 周江伟 , 林叶素 , 林细州 , 等 . 内镜下套扎与硬化剂治疗食管静脉曲张破裂出血疗效的 Meta 分析 [J]. 中国内镜杂志 ,2017,23(1): 39–46.

[13] LO GH. The optimal interval of endoscopic variceal ligation: an issue of controversy[J]. Gastrointest endoscopic, 2015, 81(3): 774.

[14] 徐小元 , 李璐 . 肝硬化食管胃底静脉曲张破裂出血的预防和治疗对策 [J]. 中华肝脏病杂志 ,2009,17(3): 252–253.

[15] 董蕾 , 王进海 , 罗金燕 . 内镜下套扎治疗肝硬化食管曲张静脉的体会 [J]. 中华肝脏病杂志 ,2000,8(5):313.

[16] Duché M, Ducot B, Ackermann O, et al. Portal hypertension in children: High-risk varices, primary prophylaxis and consequences of bleeding[J]. Journal of Hepatology, 2017, 66(2): 320–327.

[17] Zargar SA, Javid G, Khan BA, et al. Endoscopic ligation compared with sclerotherapy for bleeding esophageal varices in children with extrahepatic portal venous obstruction[J]. Hepatology, 2002, 36(3): 666–672.

[18] Celiǎ, Ska-Cedro D, Teisseyre M, et al. Endoscopic ligation of esophageal varices for prophylaxis of first bleeding in children and adolescents with portal hypertension: preliminary results of a prospective study[J]. Journal of Pediatric Surgery, 2003, 38(7):1008–1011.

[19] 董琦 , 聂晚频 . 内镜套扎在治疗儿童门静脉海绵样变性上消化道出血的临床应用 [J]. 现代医药卫生 , 2006, 22(2):176–177.

[20] 程留芳 . 食管胃静脉曲张程留芳 2016 观点 [M]. 北京 : 科学技术文献出版社 ,2016.5

第3章

食管静脉曲张内镜下硬化剂注射治疗

一、历史及背景

1939 年，瑞典外科医生 Crafoord 和 Frenckner 首次报道了采用内镜下硬化剂注射（endoscopic injection sclerotherapy，EIS）治疗食管曲张静脉破裂出血。1973 年，Johnston 和 Rodgers 的报道再次唤起人们对硬化剂注射治疗的重视，此后的 20 年内，内镜下硬化剂注射治疗成为除外科手术外食管静脉曲张破裂出血的重要治疗手段。随着 1986 年 Sleigmarm 等人将内镜下曲张静脉套扎治疗（endoscopic bariceal ligation，EVL）应用于临床，因其操作相对简单且并发症发生率较低，套扎治疗逐渐成为食管静脉曲张的主要治疗手段。

目前，大多数国内外指南都推荐内镜下曲张静脉套扎治疗作为食管静脉曲张出血一级预防和二级预防的主要手段。但内镜下硬化剂注射治疗作为较早出现的食管、胃静脉曲张内镜下治疗的方法，在治疗静脉曲张方面仍有重要的意义，其地位并不能完全被内镜下曲张静脉套扎治疗所替代。在日本，硬化剂注射治疗仍然是根除静脉曲张的主要方法，通常作为初始治疗方法，不仅用于出血治疗，还用于选择性或预防性治疗。

近期有研究指出，在治疗急性静脉曲张出血时，内镜下硬化剂注射治疗仍是最有效的治疗方式，其治疗价值不容忽视。活动性出血意味着在识别和处理出血点上的技术难题，硬化剂注射与套扎治疗相比有几个优势：①硬化剂注射可以立即进行，无须退出内窥镜后再加装套扎器，然后重新进入；②由于上述原因，节省了治疗时间；③不会因为套扎装置而缩小视野。

二、硬化剂的分类及作用机理

食管静脉曲张内镜下硬化剂注射治疗是通过向曲张静脉内注射硬化剂以破坏血管内皮，造成无菌性炎症，刺激成纤维细胞增生，逐渐形成肉芽组织再纤维化闭塞管腔，同时静脉周围黏膜凝固坏死、组织纤维化，有效防止静脉旁静脉曲张。食管静脉曲张的硬化治疗包括将硬化剂注入静脉曲张内（血管内法）和注入静脉曲张周围黏膜下（血管旁法）。内镜下硬化剂注射治疗是治疗食管静脉曲张破裂出血的一线疗法。

1. 注射硬化剂后的病理改变

静脉注射硬化剂后主要使血管内皮被破坏，迅速形成血栓伴静脉炎症，1周后组织坏死形成溃疡，10d后肉芽组织形成，3~4周后纤维化闭塞静脉腔。因注射后会即刻形成血栓，所以食管静脉曲张出血的患者接受急诊硬化治疗可迅速达到止血的目的。由于7d后会形成溃疡，如果粗大静脉未完全闭塞，可导致再出血。1个月后纤维化形成，患者再出血减少，但可出现食管狭窄（图3-1）。

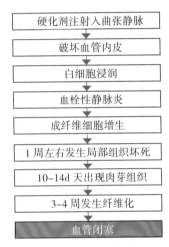

图3-1　EIS治疗机制

2. 硬化剂的分类及作用机制

目前使用的硬化剂包括3种类型，即渗透型硬化剂、化学性硬化剂及清洁剂类硬化剂。

（1）清洁剂类硬化剂

清洁剂类硬化剂均为表面活性剂，具有固定的亲水和亲油基团，在溶液的表面能定向排列，并使液体表面张力显著下降。常见的化学结构为脂肪酸盐、脂肪酸酯或脂肪醇醚，通过改变界面的

能量分布，在数秒钟内使细胞表面蛋白质析出，破坏细胞膜脂质双分子层，导致细胞膜破裂，这种作用可持续数分钟至数小时。清洁剂类硬化剂均具有良好的起泡性能。目前可供使用的清洁剂类硬化剂包括鱼肝油酸钠、乙醇胺油酸酯、十四烷基硫酸钠及聚多卡醇。

聚多卡醇，是由溶解入蒸馏水的羟基聚乙氧基十二烷组成，加入5%体积比的96%乙醇，以确保聚多卡醇微团（清澈液体）的乳化并减少制作过程中的泡沫形成。其他成分为磷酸氢二钠二水合物和磷酸二氢钠钾。可供使用的聚多卡醇剂型为浓度0.5%、1%、2%、3%及5%的30mL多用途瓶装Sclerovein（Resinag，Switzerland），也可使用浓度为0.25%、0.5%、1%、2%、3%及4%的2mL安瓿装及浓度为0.5%和1%的30mL瓶装乙氧硬化醇（Aethoxysklerol，Kreussler Phxrm，Wiesbaden，Germany）。聚多卡醇是欧洲最常用的硬化剂，国内曾称之为乙氧硬化醇。国产的相似产品，即聚桂醇（聚氧乙烯月桂醇）注射液，于2008年获准上市。美国食品药品监督管理局（FDA）于2010年3月30日批准德国生产的聚多卡醇注射剂 Asclera® 用于治疗静脉曲张。

国产聚桂醇，中文名为聚乙二醇单十二醚，英文名为"Polidocano"。国产聚桂醇和聚多卡醇属相似产品，属于聚氧乙烯月桂醇醚类化合物，对注射的病灶局部组织有独特的轻微麻醉作用，可以有效减轻患者术后局部病灶的疼痛感，增加患者的耐受性。

聚桂醇的优点在于血管内注射时无痛

感；过敏反应很少见；不产生溶血现象，因而发生色素沉着的可能性很小。主要缺点是可产生血管外坏死和溃疡。但是，使用 0.1%~0.5% 的低浓度药物治疗毛细血管扩张和微静脉扩张时，不会发生血管外坏死，因此在临床上应用更为广泛。

（2）渗透型硬化剂

渗透型硬化剂通过渗透性脱水作用，使注射部位的红细胞和邻近的内皮细胞破裂。

①高渗盐水：23.4% 的氯化钠溶液是美国最常用的硬化剂。高渗盐水易获得，价格便宜，且极少引起过敏。但是，可引起烧灼性疼痛，因引起红细胞溶血而产生明显的含铁血黄素色斑，可能会导致皮肤溃疡，而且极易稀释，限制了在较粗大静脉中的应用。

② Sclerodex：加拿大 Omega Laboratories 制造的一种渗透型硬化剂，是一种高渗葡萄糖和高渗盐水的混合溶液（其成分包括葡萄糖 250mg/mL、氯化钠 100mg/mL、丙二醇 100mg/mL、苯乙醇 8mg/mL），主要用于治疗细小的血管病变，如毛细血管扩张、微静脉扩张和血管丛生。

（3）化学性硬化剂

化学性硬化剂通过其直接腐蚀作用使细胞间黏合质裂解，破坏细胞表面蛋白质和改变静脉壁的化学键而发挥硬化效应。常见的化学性硬化剂包括铬酸甘油酯、多碘化碘、20% 水杨酸钠、50% 奎宁乌拉坦及 95% 乙醇。化学性硬化剂的主要缺点包括：溶液极度黏稠，注射困难；注射时可出现剧烈疼痛；可引起血管外组织坏死，而且具有过敏反应和肾毒性风险。临床应用受到限制。

此外，对食管静脉曲张活动性出血的患者，硬化剂注射入曲张静脉后可即刻形成血栓，阻塞血管，达到急诊硬化治疗止血的目的。在静脉血管旁黏膜下层注射后，压迫静脉血管，降低血管内血流速度及压力，也能达到止血的目的。

三、适应证

- 急性食管静脉曲张破裂出血。
- 外科手术后食管静脉曲张再发者。
- 中、重度食管静脉曲张虽无出血史，但存在出血危险倾向（一级预防）。
- 既往有食管静脉曲张破裂出血史（二级预防）。
- 内镜检查发现曲张静脉伴发炎症或曲张静脉有红色征，不适合套扎治疗或不能外科手术者，也可考虑内镜下硬化剂注射治疗。

四、禁忌证

- 有上消化道内镜检查禁忌证。
- 出血性休克未纠正。
- 肝性脑病≥Ⅱ期，患者无法配合。
- 患者及其家属未签署知情同意书。
- 伴有严重肝肾功能障碍、大量腹水、重度黄疸，或者出血抢救时，应根据医生经验及医院情况而定。

近年来随着内镜治疗技术和危重症监护医学的进步，在重症监护病房（ICU）及麻醉科的支持下，对难控制的失血性休克或肝性脑病患者，在征得家属充分理解和知情的基础上，全身麻醉插管下仍可采取急诊内镜治疗。这样可提高急诊内镜治疗食管胃静脉曲张出血的效果和安全性。

五、治疗原则

• 急诊治疗：以控制曲张静脉活动性出血为主要目的。

• 择期治疗：是在急性出血止血后或曾有出血史的情况下，择期行内镜下硬化剂注射治疗，可以减轻或消除曲张静脉，预防曲张静脉的复发性出血。

• 随访治疗：随访硬化剂注射治疗的目的是通过反复多次随访治疗，消除新生曲张静脉，力争达到根除曲张静脉、防止再出血的长期目标。

六、治疗前准备

1. 急诊内镜下硬化剂注射治疗

• 快速建立静脉通道，保证有效血容量。活动性出血或近期有大出血者，最好行股静脉或锁骨下静脉等中心静脉穿刺。

• 确定患者血型，根据血压及血红蛋白结果给予输血、输液治疗，力争维持生命体征平稳，并配血 2~3U 以备术中急用。

• 紧急情况可以经加压输血、输液，保证血压在相对稳定的条件下进行急诊硬化止血治疗。

• 备齐急救药品及设备。

• 准备硬化剂、组织黏合剂、套扎器、胃镜用透明帽等，必要时准备亚甲蓝注射液。

• 准备三腔二囊管，以备内镜止血治疗失败时急用。

• 其他术前用药同常规内镜检查。

• 术前向患者或家属充分告知急诊治疗的目的、可能的治疗效果、可能出现的并发症及治疗费用等，并签署知情同意书。

• 麻醉及术中监护：活动性出血或出血风险高的患者需在心电监护下进行治疗，给予吸氧，提高手术耐受力。因在治疗过程中有食管胃内出血或内容物反流误吸入气道引起窒息的危险，一般在清醒状态下进行，个别情况可以采用气管插管全身麻醉，尽量不选择普通静脉麻醉。

2. 择期内镜下硬化剂注射治疗

• 术前详细询问患者病史，并进行全面体格检查，包括血常规、尿常规、肝肾功能、凝血功能、血糖等项检查。

• 如有条件，初次治疗患者最好在治疗前行上腹部 CT（或增强 CT），以及 CT 门静脉血管成像检查（门静脉 CTA），以显示门静脉主干及其分支与侧支循环，尤其是有无门静脉血栓形成，有无脾 - 肾、胃 - 肾等异常分流通道等。

• 详细记录上述资料和术前内镜检查结果。

• 术前患者需禁饮食 6~8h。

• 建立静脉通道。伴有近期大出血，或估计术中再出血风险较大者，可行股静脉或锁骨下静脉等中心静脉穿刺。

• 术前查血型，最好术前配血 2U 以备急用。

• 准备三腔二囊管，以备术中大出血、内镜止血治疗失败时急用。

• 准备硬化剂、组织黏合剂、套扎器、胃镜用透明帽等，必要时准备亚甲蓝注射液，以及各种抢救药品及设备。

• 术前检查内镜及各种器械装置，保证其能正常安全运行。

• 签署知情同意书。内镜检查过程中，可能发生静脉曲张出血，并可能需要进行紧急内镜治疗，要预先向患者或家属说明这些特殊情况。

• 其余准备同常规胃镜检查。

• 麻醉及术中监护：可根据患者既往内镜检查及治疗的情况，以及患者的耐受性，采取清醒状态下治疗。也可使用安定镇静或由麻醉科协助进行无痛条件下内镜检查与治疗。对预计检查治疗过程中活动性出血风险较大的患者，如有条件建议行全身麻醉气管插管下治疗。

七、器械及药品准备

1. 内镜选择

选择前端直视的内镜，内镜工作通道宜 >2.8mm。如有条件，最好使用带辅助送水胃镜，尤其是急诊止血治疗时（图3-2）。

2. 注射针选择

常用硬化剂注射治疗的注射针型号有23G 和 25G。25G 注射针针头较细，在静脉上注射后针眼小，术后注射点出血发生率较 23G 注射针低。但 25G 注射针注射油剂及组织黏合剂时，与 23G 注射针相比所用力量大、速度慢，比较容易堵针，

不建议用于组织黏合剂注射治疗。注射针的长度为 4~8mm，建议硬化剂治疗使用25G、针长 4~5mm 注射针为宜（图 3-3）。注射针前端透明有助于观察术中是否有回血。

3. 常用硬化剂种类

• 5% 油酸氨基乙醇：日本多用，注射后会引起静脉内膜内皮与剂量相关的急性炎症反应，导致瘢痕和可能的静脉闭塞。有研究发现，其止血率为 72%~100%，静脉曲张消失率为 80%~90%。但由于其具有溶血性，溶血后游离血红蛋白有可能导致肾衰竭，因此其他国家不常使用。

• 5% 鱼肝油酸钠：主要作用机制是促进血液中蛋白质凝固，促进血小板黏附于血管内皮细胞，形成血栓，并因血栓机化而导致血管闭塞，以达到治疗目的。鱼肝油酸钠止血效果好，但是发生术后胸痛、

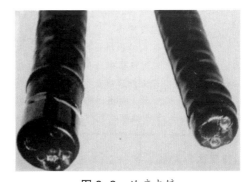

图 3-2 治疗内镜

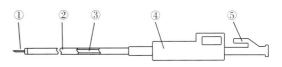

①针头 ②外管 ③内管 ④前手柄 ⑤输液手柄（鲁尔接口）
一次性内窥镜用注射针结构示意图（标准手柄）

图 3-3 注射针

食管溃疡、发热等症状及复发率较其他硬化剂高。

• 1% 乙氧硬化醇（进口）：早期国内使用进口硬化剂较多，但因无国内药品临床试验数据及药品批号等，目前国内较少使用。

• 聚桂醇：化学名为聚氧乙烯月桂醇醚，国产硬化剂，目前国内应用最普遍的硬化剂。

八、治疗操作规范

1. 急诊内镜下硬化剂注射治疗

对急诊活动性出血的食管静脉曲张患者，内镜下硬化剂治疗往往能达到快速止血的目的，但技术要求较非活动性出血状况下更高。内镜下硬化剂注射治疗的视野非常重要，活动性出血患者食管腔及胃腔内往往有较多血液及血凝块，会影响术者对出血点的判断，这时可用生理盐水或蒸馏水反复冲洗，如果有条件，最好使用带有辅助送水装置的胃镜。发现出血点后，在其下方（肛侧）血管或环绕出血点处快速注入硬化剂，直至活动性出血停止（图3-4、图3-5）。胃或十二指肠等处的静脉出血，可取出血点口侧的血管内注射。一个注射点硬化剂用量为 5~10mL，通常10mL 即可止血，若注射硬化剂后肉眼观察活动出血未完全停止，可插入内镜到胃腔内，吸出胃内气体和液体的同时，以镜身压迫出血点 2~3min 以促进止血，然后退镜到食管，观察出血点处有无再出血，必要时再次用镜身压迫。

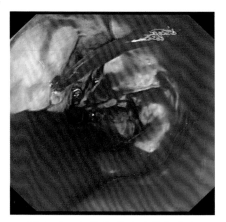

图 3-4　食管中段活动性大出血

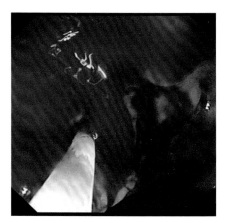

图 3-5　内镜下硬化剂注射治疗中

如果注射硬化剂后活动性出血仍很明显，尤其是呈柱状出血，可能是初次注射剂量不足，可酌情在初次注射部位附近追加硬化剂注射治疗（图 3-6），但单支曲张静脉内最大注射剂量不宜超过 15mL。出血破口较大者，也可在注射硬化剂后再追加注射组织黏合剂 0.5~1.0mL 以封闭出血口（图 3-7），或直接注射小剂量组织黏合剂止血治疗（图 3-8）。但对食管静脉曲张非活动性出血，原则上不选择组织黏合剂注射治疗。

活动性出血停止后，可根据患者情况及食管曲张静脉严重程度，对出血曲张静

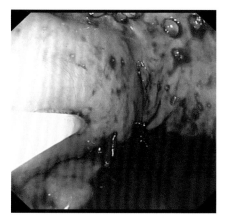

图 3-6 内镜下硬化剂注射治疗后仍有活动性出血，追加硬化剂治疗

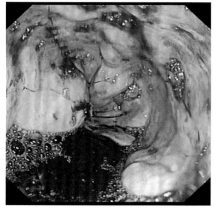

图 3-7 内镜下硬化剂注射治疗＋组织黏合剂注射治疗后活动性出血停止

脉下方及其他曲张静脉再行硬化剂注射治疗或套扎治疗，以减少再出血的风险。如果上述治疗后活动性出血仍无法停止，可采取内镜辅助下放置三腔二囊管暂时压迫止血。

急诊内镜下硬化剂注射治疗，有时进镜后并未发现活动性出血，但可看到食管静脉曲张上红色或白色血栓形成，提示近期刚刚出过血，尤其红色血栓提示再出血风险较大。发现血栓后，最好不要盲目进镜，而要优先处理血栓，可在血栓所在曲张静脉的下方行硬化剂注射或套扎治疗，然后再处理其他曲张静脉（图 3-9）。如果检查过程中血栓脱落导致急性出血，则按上述活动性出血紧急处理。

2. 择期内镜下硬化剂注射治疗

（1）曲张静脉内注射（目前推荐使用的硬化剂注射治疗方法）

注射方法：常规选择胃食管连接处（GEJ）近端 2~3cm 处食管曲张静脉进行静脉内注射（图 3-10）。注射针角度与曲张静脉呈 30°~45° 为宜（图 3-11），

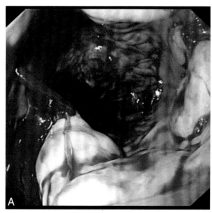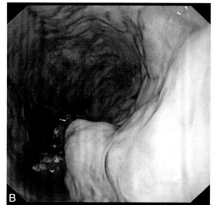

图 3-8 A. 食管中段血栓脱落后大出血；B. 直接组织黏合剂注射后活动性出血停止

确保注射针头端刺入曲张静脉内（如果使用头端透明的注射针，可回抽观察有无回血），进针不宜过深，防止刺穿血管后壁。实际操作中也可根据血管形态选择进针点及进针角度。推注硬化剂速度宜快，

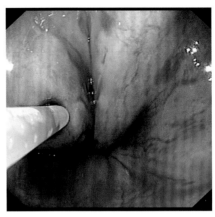

图 3-10　注射位置：胃食管连接处近端 2~3cm 处

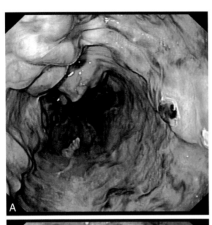

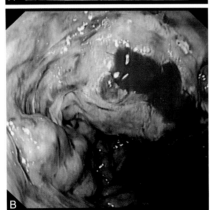

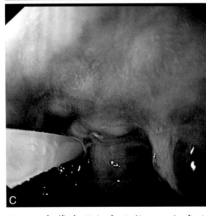

图 3-9　A. 食管中段红色血栓；B. 红色血栓处活动性渗血；C. 红色血栓下方硬化剂注射治疗

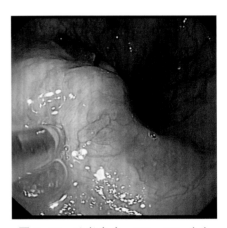

图 3-11　注射角度：30°~45° 为宜

10~15s 内完成为好，以使曲张静脉局部达到较高的药物浓度。注射结束后，让助手先收回注射针头，用针鞘适度压迫注射处 5~10s（注意千万不能用力过猛），以防止注射针眼出血。如有明显注射针眼出血或渗血，可先采用镜身或透明帽局部压迫止血，若无效，可考虑追加少许硬化剂注射治疗。治疗结束后要确保无活动出血后再退镜。

（2）曲张静脉旁注射（目前已不推荐使用）

静脉旁注射是在食管曲张静脉周围注射硬化剂，常规在曲张静脉旁的黏膜下注

射，每点注射 0.5~1mL，可多点注射。硬化剂可使静脉旁组织凝固坏死，逐渐纤维化，增厚静脉覆盖层，达到止血目的。但静脉旁注射与静脉内注射相比，不能在曲张静脉内有效形成血栓，故止血效果差，容易引起胸痛、食管溃疡，甚至食管穿孔、狭窄等并发症。目前已很少单独使用这种方法，有时仅用于少数硬化治疗或套扎治疗后残余细小曲张静脉的治疗。

（3）曲张静脉内联合曲张静脉旁注射（目前已不推荐使用）

曲张静脉内联合曲张静脉旁注射硬化剂，不但可以使曲张静脉本身及静脉间的交通支闭塞，还可以使曲张静脉周围的黏膜下组织发生纤维化，能更好地预防新的曲张静脉形成，降低复发率，远期效果优于单纯静脉内或静脉旁注射。国内吴善彬等研究发现血管内联合血管旁注射硬化剂远期止血效果优于单纯血管内注射。有研究发现，血管内联合血管旁食管黏膜下小剂量注射聚桂醇治疗食管静脉曲张，可以比套扎治疗更有效地减少食管曲张静脉的再发。

注射方法：常规在曲张静脉周围黏膜下，每点注射剂量 0.5~1mL，使静脉周围黏膜注射处出现灰白色隆起为标准，压迫静脉达到辅助止血目的，继之静脉内注射，每点注射 1~2mL，总剂量宜 <40mL。

3. 透明帽辅助内镜下硬化剂注射治疗

透明帽辅助内镜下硬化剂注射治疗是在胃镜头端安装一个内镜黏膜下剥离术（ESD）治疗所用的透明帽，透明帽突出镜身一般不要超过 0.5cm。其作用是通过透明帽适度压迫固定曲张静脉，使硬化剂注射过程中最大限度地保证注射针头刺入曲张静脉内，防止偏移，适合用于直径较细的曲张静脉，尤其是对于初学者（图3-12）。但要注意的是，透明帽压迫时力

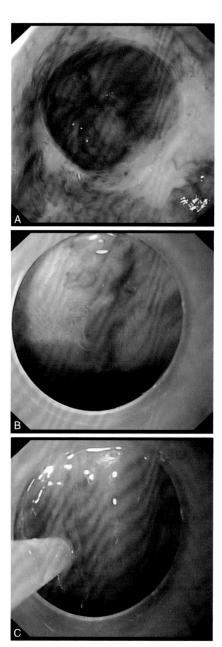

图 3-12　A. 套扎治疗后残余曲张静脉；B. 透明帽辅助固定曲张静脉；C. 透明帽辅助下行曲张静脉内注射

度不宜过大，同时要保证注射针角度与曲张静脉呈 30°~45° 为宜，以防注射针刺入过深而穿透血管后壁，导致注射过深。此外透明帽也可用于在直视下压迫注射针眼，预防针眼出血，压迫效果要优于用镜身压迫（图 3-13）。

近期一项研究评估了透明帽辅助下硬化剂注射治疗在食管静脉曲张治疗中的可行性和有效性，结果发现透明帽辅助下硬化剂注射治疗提供了清晰的视野，并有助于固定目标静脉，硬化剂注射次数、注射期间出血抢救次数及治疗费用均较对照组明显减少。

4. 亚甲蓝（美兰）注射液辅助硬化剂注射治疗

近年来，国内有少数学者应用小剂量亚甲蓝注射液与硬化剂（聚桂醇）混合后进行硬化剂注射治疗，可使聚桂醇显色，在内镜下食管静脉曲张硬化治疗术中有助于动态、清晰地观察聚桂醇在食管曲张静脉内及交通分支血管内的分布情况，并有利于判断聚桂醇是否注射入血管内，对选择聚桂醇用量有一定的帮助（图 3-14）。亚甲蓝注射液使用剂量小，对患者肝肾功

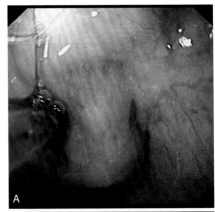
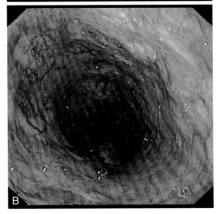

图 3-14　A. 亚甲蓝辅助硬化剂注射治疗中；B. 亚甲蓝辅助硬化剂注射治疗后

能无明显影响，安全性较高。但要注意亚甲蓝有一定的神经毒性，用量不能太大。在国外尚无类似的研究报道。

九、硬化剂注射剂量

硬化剂治疗效果与其剂量密切相关，如果注射剂量不足，则近期出血发生率升高，甚至出现术中大出血，硬化治疗次数增多。早期临床研究表明，大剂量静脉内注射硬化剂有较好的疗效。但如果注射剂量过多则食管溃疡、穿孔及术后食管狭窄等并发症发生率升高。国内阎文姬等人的研究显示食管狭窄的发生与硬化剂用量及

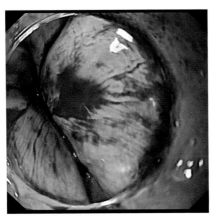

图 3-13　透明帽辅助压迫针眼渗血

治疗总次数相关。王贞彪等人比较了食管静脉曲张硬化治疗食管狭窄组与未发生食管狭窄组，结果提示食管狭窄组患者平均注射硬化剂量及末次注射硬化剂量均高于无食管狭窄组。

因此，硬化剂注射治疗中硬化剂注射剂量的选择，在经历了由小剂量、大剂量的并发症后，回到了符合客观的适宜剂量。实际操作过程中要参考治疗时机及次数，注射方法及注射部位，尤其是食管静脉曲张的严重程度等因素综合分析。一般对初治曲张静脉，每支曲张血管内注射硬化剂 5~10mL 为宜，最大不超过 15mL，每次注射 1~4 个注射点，每次治疗总剂量控制在 30mL 以内较为安全，最大剂量不超过 40mL。消失过程中的曲张静脉内注射 5~8mL，残余血管注射剂量依据血管情况而定。日本提出的剂量标准是每千克体重不超过 0.5mL，一般 20~30mL。

十、再次治疗的间隔时间及疗程选择

1. 再次治疗的间隔时间

单纯静脉内注射，再次治疗建议间隔 5~10d，以 7d 为宜。若初次治疗单支血管内注射量较大可能会形成食管溃疡者，间隔时间可适度延长至 10~14d。有研究认为，短间隔多次治疗可有效提高食管静脉曲张缓解率并预防再出血，且安全性较高。

2. 内镜下硬化剂注射治疗的疗程

第 1 次硬化剂注射治疗后，再行第 2 次、第 3 次治疗，直至静脉曲张消失或基本消失。每次治疗间隔时间为 1~2 周。第 1 疗程一般需 3~5 次硬化治疗。建议疗程结束后 1 个月复查胃镜，每隔 3 个月复查第 2 次和第 3 次胃镜，6~12 个月后再次复查胃镜。发现静脉曲张再生，必要时行追加治疗。

十一、术后处理

- 术后卧床休息，心电监护 6~12h，监测血压、脉搏、呼吸等生命体征变化，以及有无术后呕血、黑便或血便等再出血征象。
- 术后禁食 6~8h，以后可逐渐进少量流质饮食，并注意休息。
- 术后根据硬化剂注射治疗过程中静脉曲张的严重程度及出血情况，酌情使用降低门静脉压力的药物 24~72h，如奥曲肽（生长抑素），以防止门静脉压力过高导致早期再出血。
- 术后常规使用质子泵抑制剂（PPI）抑酸治疗，预防术后溃疡形成或出血。
- 术后适量应用抗生素预防感染，如有术后发热应常规使用头孢类抗生素等。
- 术后第 2 天患者进食后，可酌情使用胃黏膜保护剂，如硫糖铝混悬液、铝镁加混悬液、复方谷氨酰胺颗粒等，预防或减轻食管糜烂或溃疡形成。
- 术后严密观察患者有无出血、穿孔、发热、败血症及异位栓塞等并发症。

十二、常见并发症及其处理

内镜下硬化剂注射治疗后并发症包括全身并发症和局部并发症。

全身并发症，常见的有胸骨后不适或疼痛、发热、菌血症、短暂的吞咽困难等。少见的有治疗后再出血、一过性血红蛋白尿、肺部感染或胸腔积液、呼吸窘迫综合征、肠系膜静脉血栓及术后腹水增加等。

局部并发症，包括食管静脉壁撕裂出血、食管壁坏死、食管溃疡形成或出血、食管狭窄、食管运动功能障碍、反流性食管炎等，严重者可能出现食管穿孔、纵隔炎、脓胸等少见并发症。

1. 术后发热或菌血症

患者体温一般不超过 38.5 ℃，且 2~3d 大多可恢复正常。术中应注意无菌操作，注意内镜设备的严格消毒，包括内镜给水瓶的水污染等，术后可适当应用三代头孢等抗生素预防感染。

2. 胸骨后不适或疼痛、短暂的吞咽困难等

多与内镜治疗时咽喉部擦伤、肿胀，或食管黏膜肿胀、糜烂、溃疡形成等有关，一般较轻微，2~3d 可缓解，症状较重者术后给予抑酸剂和黏膜保护剂等治疗。术后胸痛较明显者，在排除食管穿孔等严重并发症的前提下，可适当给予镇痛对症处理。

3. 术后早期再出血

一般指出血控制后 72h 至 6 周内出现活动性出血。多与硬化剂注射治疗中曲张静脉硬化治疗不充分，或术后食管溃疡出血，或患者合并凝血功能障碍、门静脉血栓形成、糖尿病等有关。少量再出血可先

用药物保守治疗，比较严重的再出血，应尽可能行再次内镜下检查及治疗。如无治疗条件，可行三腔二囊管压迫止血治疗。对术后再出血危险性较大的患者，建议硬化剂注射治疗后常规使用降低门静脉压力的药物 3~5d，以预防早期再出血。

4. 术后食管溃疡形成

术后食管溃疡形成（图 3-15、图 3-16）与术中硬化剂非曲张静脉内注射、黏膜下注射或注射过深、注射量过大等有关。治疗过程中应严格掌握硬化剂用量，如聚桂醇的安全阈值剂量，每个注射点以 8~10mL 为宜，每例次总量不超过 40mL。

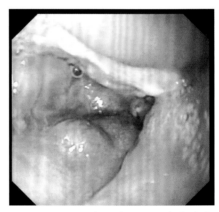

图 3-15 硬化剂注射治疗 1 周后食管溃疡形成

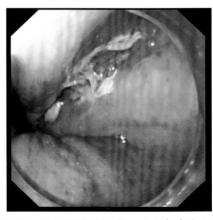

图 3-16 硬化剂注射治疗 10d 后食管溃疡形成

术中操作时，尽可能保证视野清晰，选择较粗大的曲张静脉血管进行注射，避免血管旁或黏膜下注射，这样可减少术后溃疡的发生。

5. 食管穿孔、纵隔炎、脓胸等

如食管溃疡过深、过大，可能会发生食管穿孔，进而导致纵隔炎、脓胸等，属硬化剂注射治疗较严重的并发症。处理应采取常规禁食、胃肠减压、抑酸、积极抗感染等治疗，脓胸可行胸腔引流。后期可给予患者胃空肠营养管肠内营养、加强全身营养等，促进穿孔愈合。

6. 食管狭窄、食管运动功能障碍或反流性食管炎等

食管狭窄、食管运动功能障碍或反流性食管炎等多与硬化剂注射治疗后溃疡形成、愈合后瘢痕形成等有关，尤其见于多次硬化剂注射治疗的患者。轻者可导致吞咽不畅感、食管运动功能障碍或反流性食管炎，严重者可导致食管狭窄。对轻症患者可给予抑酸、促食管动力治疗等，较严重的食管狭窄，可行内镜下球囊扩张治疗。多次行硬化剂注射治疗时，应避免和减少溃疡面叠加治疗，尽量避免多个静脉注射点在同一平面或上下间距较近，避免在瘢痕形成平面再次或多次注射治疗等。

早期研究多认为硬化剂注射治疗并发症发生率可能较套扎治疗高，分析原因可能与早期硬化剂注射治疗中所选择的硬化剂副作用大、注射方法或注射剂量不规范等有关。随着最新的内镜下硬化技术和硬化剂的使用，出现穿孔、出血性溃疡等严重并发症的风险已大大降低，近期一项随机前瞻性研究发现除发热外，内镜下硬化剂注射治疗与套扎治疗组并发症发生率方面并无显著差异，大多数并发症表现为轻微症状，不需要进一步治疗。

总之，内镜下硬化剂注射治疗效果及并发症的发生率与操作者的技术和经验关系密切。文献报道的并发症发生率存在较大差异，原因可能与静脉曲张严重程度及治疗操作过程等有关。同时硬化剂的用量与其疗效成正比，但是不良反应的发生也随之增加，即"双刃剑"效应。

十三、透视下三步硬化疗法（日本）

食管静脉曲张的形成：由于肝硬化患者存在门静脉高压，部分门静脉血流经门体静脉吻合支与腔静脉系统相交通。其中，部分门静脉血流可以通过胃左静脉 - 食管静脉丛 - 奇静脉或半奇静脉通路汇入下腔静脉。在肝硬化患者中，可以见到胃左静脉分为前后两支，前支血管通过食管静脉丛 - 食管黏膜穿支静脉在食管黏膜表面形成曲张静脉团，后支通过奇静脉或半奇静脉汇入下腔静脉。因此，胃左静脉前支是食管静脉曲张的主要来源，胃左静脉后支可以通过分流作用减轻门静脉的压力。部分食管曲张静脉来源于胃短静脉或胃右静脉。

原理：消除显露的食管曲张静脉，降低出血风险；通过破坏食管下段的黏膜，形成新生的纤维组织，由于新生纤维组织具有较强的韧性，可以较好地降低食管静脉曲张的复发率。

透视下三步硬化法的疗程为 7 周。所用药物包括乙醇胺油酸酯 + 碘帕醇，AS硬化剂（聚多卡醇 0.3g+96% 乙醇 1.26g+生理盐水 30mL）。辅助器械有食管球囊 +X线 + 硬化穿刺针。食管球囊的安装：将食管球囊安装在胃镜镜身的最前端，注气管道用胶布固定在镜身上，固定部位通常为镜身的 25cm 及 35cm 处，球囊充气量一般为 150~200mL。步骤包括食管曲张静脉内硬化 + 残留食管曲张静脉及食管黏膜下层的硬化 + 食管黏膜氩气烧灼术。具体步骤如下：

• 第 1 步：食管曲张静脉内硬化。

选取显露较明显的食管曲张静脉作为拟穿刺点，由于胃镜穿刺孔道一般位于5~7 点方向，一般使穿刺点位于 7 点方向，便于进针，穿刺针的长度一般为 3~5mm（图3-17）。选好穿刺点后在拟穿刺点的上方充起食管球囊，使其充分压迫拟穿刺点上方的食管黏膜。注射之前应看到血液逆流入穿刺针，以保证穿刺入食管曲张静脉。在 X 线的透视下，从穿刺点注入乙醇胺油酸酯和碘帕醇的混合液，使药物充分注入食管曲张静脉，直至胃左静脉的前支停止，保留胃左静脉的后支，每次注入药量不得超过 20mL（图 3-18、图 3-19）。1周后选取剩余显露食管曲张静脉重复上述过程。在操作过程中，如果遇到穿刺部位出血不易停止的情况，可以用食管球囊对出血部位进行压迫止血。

• 第 2 步：残留食管曲张静脉及食管黏膜下层的硬化。

此过程在显露食管曲张静脉硬化治疗结束后的 1 周进行（图 3-20），不需要

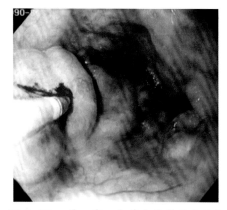

图 3-17　第 1 步：食管曲张静脉内硬化

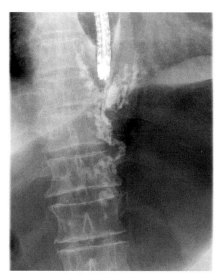

图 3-18　胃左静脉

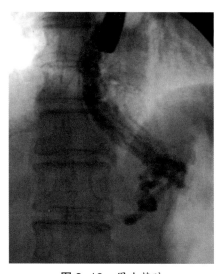

图 3-19　胃左静脉

食管球囊及 X 线的辅助，在内镜下选取残留食管曲张静脉及周边食管黏膜作为拟穿刺点，将 AS 硬化剂注入各个拟穿刺点，每个拟穿刺点注射量不超过 2mL，单次 AS 硬化剂用量不超过 30mL。操作过程中，如果遇到穿刺部位出血不易停止的情况，可以用 AS 硬化剂对出血部位的周边进行少量注射。

• 第 3 步：食管黏膜氩气烧灼术。

此过程在残留食管曲张静脉及食管黏膜下层的硬化结束后的第 4 周进行，利用氩气刀对食管齿状线上 5cm 的食管静脉进行环周破坏（图 3-21）。通过新生纤维组织的形成来预防食管静脉曲张的再次出现。

并发症包括：

• 肺栓塞：硬化剂通过食管曲张静脉逆流入纵隔血管，造成肺动脉血栓的形成。由于硬化过程有食管球囊对穿刺部位上方的食管黏膜进行压迫，可以有效降低硬化剂逆流的风险，此并发症并不多见。

• 肝衰竭：硬化剂注入量过多，硬化剂进入门静脉形成门静脉血栓。操作过程中，应充分应用 X 线的辅助，既保证硬化剂充分填充食管曲张静脉直至胃左静脉前支，达到精准、充分硬化的目的；又要避

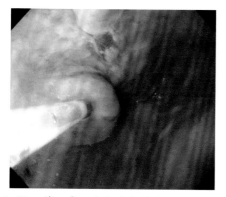

图 3-20 第 2 步：残留曲张静脉及黏膜下硬化

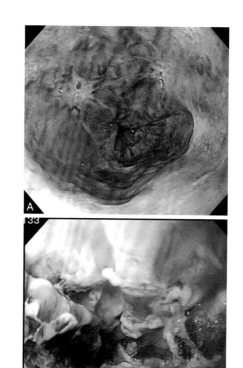

图 3-21 A.食管黏膜残留网状血管；B.氩气刀环状烧灼治疗

免硬化剂注入过多进入门静脉。

• 肾衰竭：硬化剂通过胃 - 肾静脉分流通道进入肾静脉，形成肾静脉血栓。

• 红细胞溶血：由于乙醇胺油酸酯属于清洁剂型的硬化剂，具有一定的红细胞溶血作用。

• 食管溃疡：由于硬化治疗的原理就是通过栓塞血管，引起血管的坏死来达到消除食管曲张静脉的目的，因此，食管溃疡是硬化治疗最为常见的并发症，溃疡的形成过程一般需要 2~3 周。

• 食管狭窄：此并发症主要是由于对食管黏膜进行环周的破坏所致，对于出现食管狭窄的患者，可以应用 40mg 的类固醇激素与 4mL 生理盐水的混合液对狭窄部

位进行多点注射，平均 1mL 的混合液体可
以注射 4 个点位。

拓展阅读

[1] Crafoord C,Frenckner P. New surgical trentment of varicose veins of the oesophagus[J].Acta Otolaryngol, 1939,27:422

[2] Johnston GW,Rodgers HW. A review of 15 years' experience in the use of sclerotherapy in the control of acute haemorrhage from oesophageal varices[J]. Br J Surg, 1973, 60:797

[3] 徐小元, 丁惠国, 贾继东, 等. 肝硬化门静脉高压食管胃静脉曲张出血的防治指南 [J]. 临床肝胆病杂志,2016,32(2):203–219.

[4]Garcia-Tsao G, Sanyal AJ, Grace ND, et al. Prevention and management of gastroesophageal varices and variceal hemorrhage in cirrhosis[J]. Hepatology, 2007, 46(3):922–938.

[5] Hiroshi F, Hidetsugu S, Yoshiyuki U, et al. Evidence-based clinical practice guidelines for liver cirrhosis 2015[J]. Journal of Gastroenterology, 2016, 51(7): 629–650.

[6] Elisebaey MA, Tawfik MA, Ezzatm S, et al. Endoscopic injection sclerotherapy versus N-Butyl-2 Cyanoacrylate injection in the management of actively bleeding esophageal varices: a randomized controlled trial[J]. BMC Gastroenterol, 2019, 4(1)19:23.

[7] 中国医师协会"中国微创硬化治疗技术"临床推广项目委员会. 微创硬化治疗技术指南 (2012 版)[J]. 微创医学 , 2012, 7 (6):573–581.

[8] 程留芳, 贾继东, 徐小元, 等. 肝硬化门静脉高压食管胃静脉曲张出血的防治共识 (2008, 杭州)[J]. 内科理论与实践 ,2009,4(2): 152–158.

[9] 中华医学会消化内镜学分会食管胃静脉曲张学组. 消化道静脉曲张及出血的内镜诊断和治疗规范试行方案 (2009 年). 中华消化内镜杂志 [J], 2010, 27(1):1–4.

[10] 吴善彬, 许洪伟, 刘慧, 等. 血管内血管旁联合注射硬化剂治疗食管静脉曲张出血 [J]. 山东大学学报 (医学版),2014,52(6): 85–89.

[11] Kong DR, Wang JG, Chen C, et al. Effect of intra-

[12] variceal sclerotherapy combined with przegl chir esophageal mucosal sclerotherapy using small-volume sclerosant forcirrhotic patients w ith high variceal pressure[J].World J Gastroenterol, 2015, 21(9) : 2800–2806.

[12] Ma L, Huang X, Lian J, et al. Transparent capa-ssisted endoscopic sclerotherapy in esophageal varices: a randomized-controlled trial[J]. Eur J Gastroenterol Hepatol, 2018, 30(6):626–630.

[13] 牟海军, 徐靖宇, 庹必光, 等. 内镜下注射聚桂醇和美兰混合液在食管静脉曲张硬化治疗术中的应用 [J]. 中国内镜杂志 ,2018,3(24):1–5.

[14] 程留芳, 王志强, 蔡逢春, 等. 食管静脉曲张出血硬化治疗十三年回顾 [J]. 中华消化杂志 ,2001,21(11):658–660.

[15] 杨云生, 令狐恩强. 食管胃曲张静脉破裂出血的内镜治疗 [J]. 中华消化内镜杂志 , 2004, 21(3)： 152–153.

[16] 闫文姬, 柴国君, 杨云生, 等. 食管静脉曲张硬化治疗后食管发生狭窄的相关因素 [J]. 武警医学 ,2012,23(5)： 386–388.

[17] 王贞彪, 吴燕京, 张月宁, 等. 食管静脉曲张硬化治疗致食管狭窄的影响因素分析 [J]. 临床肝胆病杂志 ,2017,33 (9) :1722–1724.

[18] 许昌芹, 刘慧, 许洪伟. 如何更有效地采用血管内联合血管旁注射聚桂醇治疗食管静脉曲张 [J]. 首都医科大学学报 ,2016,37(5)： 597–601.

[19] Ali SM, Wu S, Xu H, et al. A prospective study of endoscopic injection sclerotherapy and endoscopic variceal ligation in the treatment of esophageal varices[J]. J Laparoendosc Adv Surg Tech A, 2017, 27(4):333–341.

[20] Feied CF.Mechanism of action of sclerosing agents and rationale for selection of a sclerosing solution(Copyright 2002).American Vein&Aesthetic Institute, in:http://www.medrehab. com/sclerosing_ solutions.php

[21] Ramelet AA.Sclerotherapy:old-or new-fashioned[J]？ J Cosmet Dermatol, 2002,1(3): 113–114.

[22] Dietzek CL.Sclerotherapy:introduction to solutions and techniques[J].Perspect Vasc Surg Endovasc Ther, 2007,19(3):317–324.

[23] 朱艳萍, 赵芮, 蒋丹娜. 食管静脉曲张治疗硬化剂的选择及其性能评价 [J]. 中国组织工程研究与临床康复 , 2010, 14(12):2245–2248.

第 4 章
胃静脉曲张组织黏合剂注射治疗术

一、概　述

胃静脉曲张破裂出血是肝硬化门脉高压症的主要并发症之一，肝硬化患者胃静脉曲张（gastric variceal，GV）的患病率为 15%~17%，与食管静脉曲张出血相比较，其出血量更多，出血风险更高。首次出血病死率可达 30%，再次出血致死率有 30%~70%，致死率较高。2 年内破裂出血的发生率为 29%~30%。目前，治疗胃曲张静脉的方法主要有药物治疗、气囊压迫止血、内镜治疗、介入治疗及外科手术治疗等。其中内镜治疗是该病的首选治疗措施，主要包含内镜下静脉曲张套扎术、硬化剂注射、组织黏合剂栓塞等。2015 年，Baveno Ⅳ 共识推荐使用组织黏合剂作为胃静脉再出血的一线治疗药物。内镜治疗最常使用的组织黏合剂是 α- 氰基丙烯酸正丁酯。最常使用的注射组织黏合剂方法为"三明治夹心法"。胃曲张静脉患者在胃静脉内注射栓塞类药物，不仅使胃曲张静脉的出血症状消失快、再出血率低、术后并发症少，而且操作技术较易掌握，在临床上使用广泛。新近指南指出，组织黏合剂内镜下治疗是治疗胃静脉曲张出血，尤其是孤立胃静脉曲张出血的首选方法。

二、胃静脉曲张分型

1. 胃静脉曲张 Sarin 分型（图 4-1）

• 1 型（GOV1）：食管曲张静脉向胃小弯延续。

• 2 型（GOV2）：食管曲张静脉向胃大弯侧延伸位于胃底。

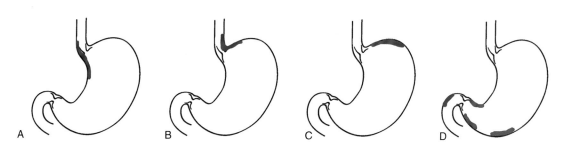

图 4-1　Sarin 分型模式图。A. 胃曲张静脉 1 型；B. 胃曲张静脉 2 型；C. 胃曲张静脉 3 型；D. 胃曲张静脉 4 型

• 3 型（IGV1）：发生于胃底的孤立性静脉曲张。

• 4 型（IGV2）：发生于胃内贲门胃底以外的区域或十二指肠第 1 段。

Sarin 是目前国内外最常用的分型。图4-2~图4-5是Sarin分型的内镜下表现。

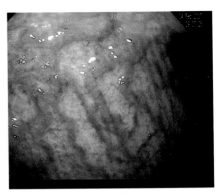

图 4-5　胃曲张静脉 4 型

2. 国内 5 型分类法

• 1 型（GOV1）静脉曲张最常见，为连续的食管胃静脉曲张，沿胃小弯延伸至胃食管交界处以下 2~5cm，曲张静脉较直，是食管静脉的延伸，处置方法与食管静脉曲张类似。

• 2 型（GOV2）曲张静脉沿胃底大弯延伸，超过胃食管结合部，一般更长、更迂曲或呈贲门部结节样隆起。

• 3 型（GOV3）静脉曲张既向小弯侧延伸，又向胃底延伸。

• 孤立的胃静脉曲张（IGV）不伴食管静脉曲张，分为两型：

① 1 型（IGV1）位于胃底，迂曲交织，呈串珠样、瘤样、结节样等。

② 2 型（IGV2）位于胃体、胃窦或幽门周围，此型十分罕见。

出现 IGV1 型胃底静脉曲张时，需排除腹腔、脾静脉栓塞。

3. 胃曲张静脉出血的发生率

• 3 型（IGV1）：78%。

• 2 型（GOV2）：55%。

• 1 型（GOV1）：11.8%。

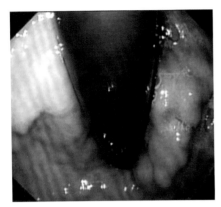

图 4-2　胃曲张静脉 1 型

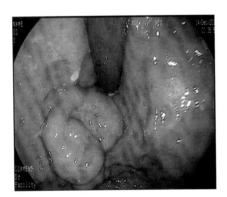

图 4-3　胃曲张静脉 2 型

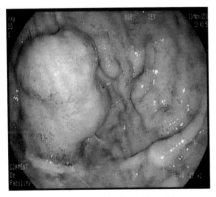

图 4-4　胃曲张静脉 3 型

• 4 型（IGV2）：10%。

胃曲张静脉出血量比食管曲张静脉出血量更大，死亡率高。

三、组织黏合剂的作用原理

组织黏合剂是一种快速固化的水溶性制剂，与血管内血液接触后数秒即可凝为固态，使血管腔闭合。组织黏合剂的主要成分为氰基丙烯酸丁酯、稳定剂和阻聚剂，在血液及组织液中微量阴离子的作用下，能瞬间发生聚合反应而固化，致使血管堵塞，达到即刻栓塞止血的目的，其主要特点为在生物组织上的快速固化。静脉腔内注射组织黏合剂后2~4周，栓塞静脉壁表面黏膜发生变性坏死，可以使曲张静脉萎缩、消失，从而消除曲张静脉，达到预防出血的目的。临床上主要用于胃曲张静脉的栓塞治疗，止血有效率达 88%~100%。

由于组织黏合剂凝固太快，很容易堵塞针管和胃镜活检钳道，临床使用时常在组织黏合剂中加入脂溶性碘、聚桂醇硬化剂、葡萄糖液或生理盐水等稀释剂，延缓凝固时间，防止针头堵塞。此外，碘在 X 线下可以显影，有利于在 X 线下监测判断组织黏合剂的注射部位和用量。常用的组织黏合剂是德国生产的 N- 丁基 -2- 氰丙烯酸盐（histoacryl），随着国产组织黏合剂 α- 氰基丙烯酸酯（康派特）等同类产品的出现，逐渐取代了进口组织黏合剂，使用康派特时不用稀释，操作简单、方便，效果确切，目前国内应用广泛。

四、组织黏合剂注射方法概述

1. 传统三明治法

传统三明治法：碘油 + 组织黏合剂 + 碘油。按顺序依次推入碘油、组织黏合剂、碘油，是注射德国进口组织黏合剂（histoacryl）时常用的方法。因为 histoacryl 比较黏稠，很容易堵塞针管和针头，必须用碘油作为稀释剂。碘油可以迅速填塞胃曲张静脉，阻断血流，迅速止血，而且可以在 X 线下观察注射的部位和注射剂量，是最常用的传统三明治注射法。但碘油可以沿着血管向其他组织漂流，特别是碘油用量过大时，很容易沿着血管流入肺、脑、肾等脏器，造成异位栓塞，引起相关脏器的功能障碍或衰竭。其次，因为组织黏合剂引起血管局部炎症及纤维化的作用较弱，因此，传统三明治法的组织黏合剂用量较大，但效果不好，曲张静脉易复发，而且排胶后再出血及异位栓塞的风险明显高于新三明治方法。所以，随着硬化剂和组织黏合剂的联合应用，传统三明治方法已很少应用。

2. 新三明治法

新三明治法：硬化剂 + 组织黏合剂 + 硬化剂。常用的硬化剂是国产聚桂醇。聚桂醇是一种新的血管硬化剂，具有较强的血管纤维化与固化的作用，可以破坏血管内皮，引起炎症反应，进而发生血管内皮组织的纤维化，使血管变细并闭塞，纤维组织的收缩使静脉腔粘连、闭塞，从而达到硬化的目的。而且硬化剂可以闭塞黏膜表层及深层的曲张静脉，显著降低静脉曲张复发率和再出血率。此外，硬化剂可以通过损伤血管内皮形成血栓，使组织黏合剂局限在曲张静脉内，减少或避免异位栓塞的风险。硬化剂的硬化作用和组织黏合剂的快速固化作用，可迅速填满曲张静脉，阻断血流，增强组织黏合剂的治疗效果，达到止血的目的。

此外，组织黏合剂注射前后推注少量聚桂醇还可以防止内镜活检孔道被组织黏合剂堵塞，避免术中出血。

3. 葡萄糖三明治注射法

日本 Suga 等推荐用 50% 葡萄糖作为三明治注射组织黏合剂。一般选用 1~2 点注射，或单点足量注射。匀速、快速、足量注射，注射全过程要求在 6~8s 内完成，用针鞘压迫针眼 10~20s。随访中若效果不理想，可追加注射。

葡萄糖三明治注射法有 5 个优点（适合伴有各种分流存在和侧支循环建立的患者）：

• 高糖作为三明治夹心，可以减少组织黏合剂碎片产生，减少异位栓塞的风险。

• 单点或少点足量注射，降低了操作难度和风险。

• 注射点少，创面少，减少术后再出血的发生率。

• 能有效地栓塞静脉团，防止术中出血，提高静脉曲张消失的疗效。

• 快速、足量的注射能防止术中堵针。

但有学者认为，由于高渗糖浓度高，注射时压力大，不易控制注射速度。注射过快可导致未完全固化聚合的组织黏合剂向远处迁移，也会导致异位栓塞，而注射速度过慢则会导致组织黏合剂在曲张静脉完全充填前即固化聚合，从而影响栓塞治疗效果。

虽然注射组织黏合剂是治疗胃曲张静脉的主要方法，但组织黏合剂在局部导致的炎症反应及血管纤维化作用较弱，致使胃曲张静脉不易闭塞。相关研究表明，首次治疗胃曲张静脉后并不能使目标血管完全闭塞，闭塞率仅为 51%，需要二次或多次内镜治疗。组织黏合剂在人体中不被吸收，大约需 1 个月排出体外，称为"排胶"（图 4-6、图 4-7）。在未闭塞的胃曲张静脉中，排胶时可能再次发生出血（图 4-8），排胶出血率约为 6.1%。因此，在新三明治方法中，联合应用硬化剂和组织黏合剂。硬化剂的优点在于可被机体吸收，不会发生排胶反应；其次，硬化剂对血管壁的纤维化和固化作用使静脉曲张程度逐渐减轻或闭塞，静脉曲张的复发率和再出血率降低。二者相互作用，使曲张静脉的闭塞效果更好。但是，硬化剂一般不单独用于胃曲张静脉的治疗。因为胃曲张静脉直径较大，出血量大，出血速度快，胃腔本身对曲张静脉没有压迫止血作用，单独使用硬化剂，需要较大的注射剂量，可使胃曲张静脉内压力瞬间增大，导致曲张静脉破裂出血。而硬化剂联合组织黏合剂治疗可以利用二者各自的优势，减少组织黏合剂用量，可以快速封堵血管，同时减少异位栓塞的风险，提升胃曲张静脉内镜下的治疗效果。

聚桂醇注射液（聚氧乙烯月桂醇醚）是目前国内应用最为广泛的组织硬化剂。

通过与血管内细胞表面的细胞膜作用，使血管内皮细胞发生炎性反应，造成血管内腔粘连进而阻塞血管，从而起到加快曲张静脉的消除和减少复发的作用。与单用组织黏合剂相比，组织黏合剂联合聚桂醇总有效率高、术后再出血率低、术后胃曲张静脉闭塞及消失时间明显缩短，且不良反应发生率较低。

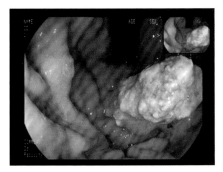

图 4-6　术后 1 个月后排胶

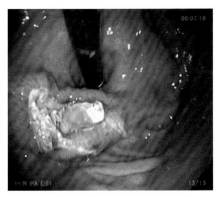

图 4-7　术后 2 个月后排胶

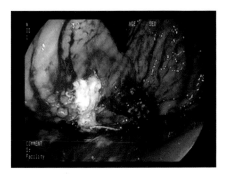

图 4-8　术后 3 周排胶出血

五、适应证

- 胃静脉曲张。
- 食管静脉曲张。
- 消化性溃疡伴出血。

六、组织黏合剂注射操作方法

1. 传统三明治法

采用组织黏合剂：N- 丁基 -2- 氰丙烯酸盐（histoacryl，德国）。Histoacryl 与血液接触后快速凝固硬化，通常需要联合脂溶性碘剂稀释。

①将 histoacryl 与脂溶性碘剂按 0.5 : 0.8 制成 1.3mL 的混合液备用。

②用无菌生理盐水检查注射针的通畅性。

③注射针内预先注入脂溶性碘剂，防止 histoacryl 堵塞针管。如需活检，应用脂溶性碘剂冲洗活检孔道。

④插入内镜到注射部位，先注射 2mL 脂溶性碘，再注入 1.3mL 配制好的混合液，再用 2mL 左右脂溶性碘剂将残余混合液注入曲张静脉内。

⑤注射结束后迅速拔针，使用生理盐水反复冲洗注射针备用。

2. 新三明治法

国产组织黏合剂 [α- 氰基丙烯酸酯（康派特）] 与 histoacryl 的区别在于康派特可以直接用于治疗，不需要与脂溶性碘剂混合，但仍需要预先用聚桂醇或脂溶性碘剂填充注射针以防止组织黏合剂堵塞针头。现在最常用的注射针长度为 180mm，针头长度 4mm，所以 2mL 的聚桂醇就可以将针管内充满。组织黏合剂的针管中最好加 1.5~2.0mL 的空气，有利于将组织黏合剂全部推入曲张静脉内，避免换针时组织黏合剂凝固堵塞针管。

3. 操作要点

• 注射顺序：首先按照计算好的剂量将聚桂醇和组织黏合剂分别抽吸在 3 个不同的针管中备用，推注顺序为聚桂醇、组织黏合剂、聚桂醇。

• 在曲张静脉最明显的部位或有明显红色征以及血栓附近作为注射点时，快速出针并确保刺入静脉内后，依次快速注入聚桂醇、组织黏合剂、聚桂醇。组织黏合剂注射后曲张静脉通常变成青紫色、白色或花斑样。

• 注射后用注射针鞘检查曲张静脉是否变硬，如仍有静脉未完全变硬可重复注射，直至曲张静脉完全变硬。

• 不同品牌的内镜其活检钳道的角度不同，一定要把握好进针的角度，出针前先用针鞘确定进针的角度和部位，确保注射针准确插进曲张静脉内，防止飘针或注射过深。

• 注射前最后将胃底的胃液抽吸干净，以免影响视野。

• 麻醉状态下操作相对安全，患者呼吸平稳，胃蠕动减少，不会出现恶心症状，有利于操作。

• 助手的配合非常重要，推注速度要快，注射完成后迅速回针，防止针头堵塞。

• 注射后如果针眼处出血，可用针鞘压迫止血。如果出血较多，可能是组织黏合剂用量不够，应追加注射。

• 如果曲张静脉直径较小，应选择沿曲张静脉长轴的方向进针，避免将静脉穿透，导致大出血。

• 如果曲张静脉较大，可用止血夹在曲张静脉中间钳夹，将其分隔成两个部分，然后分别进行组织黏合剂注射。

4. 组织黏合剂的用量

组织黏合剂用量由曲张静脉直径决定，一般 1cm 注射 1mL，超过 1cm 按照 0.5mL/cm 追加用量。一般单点最大注射量为 2mL。具体计算方法：

组织黏合剂用量（支）= n cm +1

注："n"代表曲张静脉的直径，例如，直径 1cm 用 2 支组织黏合剂；直径 2cm 用 3 支组织黏合剂等。此公式只是一个基本的计算方法，具体用量需根据术者的经验灵活掌握。

聚桂醇注射总量一般为 7~10mL，注射黏合剂前一般注入聚桂醇 4~5mL，注射黏剂后一般注射聚桂醇 2~3mL。但也有人建议聚桂醇用量应按照静脉团块直径与注射量 1：10 的比例推注，即静脉团块直径为 1cm，则需注射 10mL 聚桂醇，单点最大注射量为 5~20mL。但是注射组织黏合剂前不宜推注太多聚桂醇，尤其是有胃 / 脾 - 肾分流时，可能会导致异位栓塞。

胃静脉曲张除了常用内镜下 Sarin 分型外，镜下形态也表现不一，注射组织黏合剂时也应根据镜下的不同形态，选择不同的注射点，才能有效栓塞曲张静脉。只有精准地将组织黏合剂注入静脉血管内、精准地栓塞从肌层穿入黏膜下的血管，才能保证静脉曲张完全消失，但对于各种形态的曲张静脉，如何判断流入道和流出道，如何准确选择进针部位都有一定难度。因此，在选择注射点时，尽量选择离穿支静脉较近的点位注射，但是无论如何选择进针部位，足量的组织黏合剂是栓塞成功的重要保证。

超声内镜辅助应用，可使注射部位的选择相对比较精确。侧支静脉通过交通支与黏膜下层的曲张静脉相连。通常只有通过超声内镜才能发现穿支静脉和侧支静脉。此外，通过超声内镜的血流频谱，可以发现普通胃镜不能看到的深部曲张静脉，并且可以区别胃的曲张静脉与巨大胃黏膜皱襞。因此，在超声内镜的指导下，组织黏合剂的注射会更加精确。

5. 注射针的选择

一般选用 21~23G 注射针，有效长度 180mm，针长 4~6mm，外径 0.7~0.9mm（表 4-1）；23G 的注射针较为常用，21G 注射针相对较粗，容易导致注射时出血。

表 4-1　常用注射针型号

国外型号（G）	国内型号	外径（mm）	内径（mm）
30	3	0.31	0.15
27	4	0.41	0.20
26	4.5	0.46	0.25
25	5	0.51	0.25
23	6	0.64	0.33
22	7	0.71	0.41
21	8	0.81	0.51

国内的型号指针头外径，7 号即外径 0.7mm，以此类推。国外的 G 指标准尺寸（gauge），数字越大口径越小

七、 不良反应

有些患者注射组织黏合剂后数天内会出现低热，少数患者出现上腹饱胀感、疼痛不适。

八、并发症

1. 异位栓塞

异位栓塞是组织黏合剂注射最严重的并发症。发生率 0~1.2%，常见异位栓塞部位为心、肺、脑、脾、肾等，死亡率极高。

当组织黏合剂注射剂量较小时，很容易发生组织黏合剂沿着血管向其他部位漂移，引起脑、肺、心、肾等重要脏器栓塞；由于组织黏合剂主要作用于黏膜下较大静脉血管，且引起局部血管炎症及纤维化作用较弱，因此容易导致曲张静脉栓塞不完全，术后容易出现排胶再出血或曲张静脉复发。组织黏合剂治疗的效果与用量密切相关，如果用量较少，会使曲张静脉栓塞不彻底，容易复发。如果用量较大，又容易导致异位栓塞。有学者认为导致异位栓塞的重要因素之一是组织黏合剂用量过大；其次是传统三明治法中常用的稀释剂碘油等。过量的碘油与组织黏合剂产生的固化物可以经过侧支循环引起胃-肾分流及胃-膈分流，导致远处组织器官异位栓塞。认为碘油也是导致异位栓塞的重要原因之一。

正常情况下，胃底穹窿部的血液主要经胃短、胃后静脉流入脾静脉；门静脉高压时，血液会发生逆流，脾静脉中的血液

会逆行流向胃底，胃底的血液大部分回流入膈下静脉，并通过膈下静脉与左肾静脉形成胃-肾分流（80%~85%），与下腔静脉形成胃腔静脉分流（10%~15%）。肝硬化门脉高压伴胃曲张静脉的患者中，存在自发性胃-肾或脾-肾分流道（SGRS或SSRS）的比例很高，胃-肾或脾-肾分流道的存在是胃曲张静脉患者行组织黏合剂治疗时发生异位栓塞的最主要原因。在胃周血管中，85%通过胃-肾分流，10%通过胃-膈分流，5%通过胃-心包膈分流形成远处栓塞（图4-9~图4-12）。

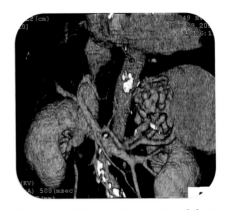

图 4-11　胃静脉曲张血流动力学表现

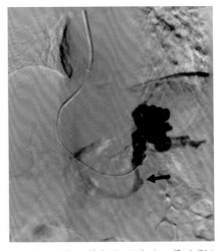

图 4-12　胃-肾分流通道（血管造影）

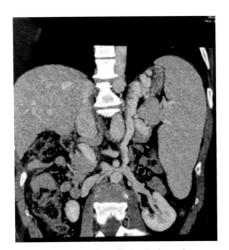

图 4-9　胃-肾分流（CT）

2. 术中出血

• 操作中持针不稳定，针尖划破血管。

• 曲张静脉表面有血栓或溃疡，胃镜刺激患者恶心呕吐后导致出血。

• 组织黏合剂注射量不足，不能完全栓塞静脉血管，导致拔针后出血。

• 推注速度过慢，注射针堵塞，拔针后出血（图4-13）。

3. 术后出血

• 国内外报道再出血率为12.5%~52%，多由注射后针眼处形成溃疡排胶引起。此

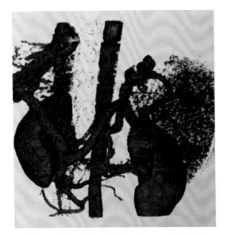

图 4-10　胃-肾分流 CT 合成图

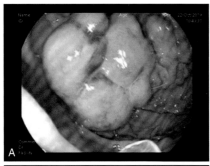

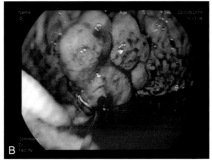

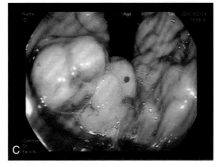

图 4-13　A. 胃曲张静脉 3 型；B. 术中堵针，拔针后出血；C. 追加注射，出血停止

外，注射时组织黏合剂未能完全注射到血管内，而是注射到了黏膜下组织间，造成黏膜下组织坏死，形成大面积溃疡，同时

血管未能有效闭塞，使术后出血率增高。

- 注射时组织黏合剂量不足，不能完全闭塞血管，导致术后出血。

- 多点注射，每点注射组织黏合剂不够，术后多处溃疡排胶出血。

- 低蛋白血症、血小板减少、凝血时间长及术后排胶溃疡面不易愈合都会增加出血风险。

- 超声内镜检查（EUS）显示腔内外巨大血管池将增加组织黏合剂治疗的操作风险，往往阻断不全是术后排胶溃疡再出血的可能原因。

4. 术后感染

术后感染的发生率为 1.9%~11%。多因注射针或药品破损污染，或者组织黏合剂抽取后放置时间过长所致。其次，组织黏合剂进入体内，使机体产生排斥反应，也常常伴有术后发热。可预防性使用抗生素。

5. 其　他

胸骨后疼痛、发热、溃疡，甚至穿孔。

九、胃静脉曲张组织黏合剂注射内镜图（图 4-14～图 4-26）

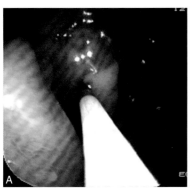

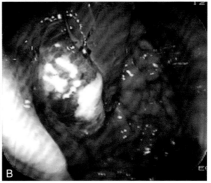

图 4-14　A. 胃曲张静脉 1 型黏膜渗血；B. 注射组织黏合剂 3 支，注射后曲张静脉呈青紫色

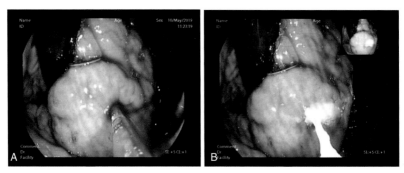

图 4-15 A. 胃曲张静脉 2 型；B. 注射组织黏合剂 4 支

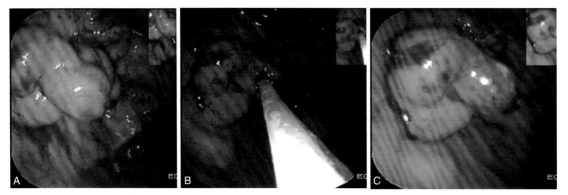

图 4-16 A. 胃曲张静脉出血；B. 注射组织黏合剂 4 支；C. 注射后出血停止

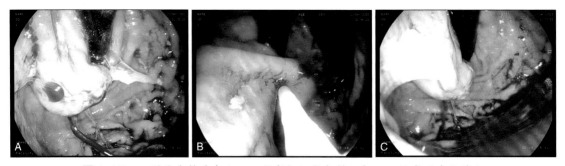

图 4-17 A. 胃曲张静脉出血；B. 注射组织黏合剂 3 支；C. 注射后出血停止

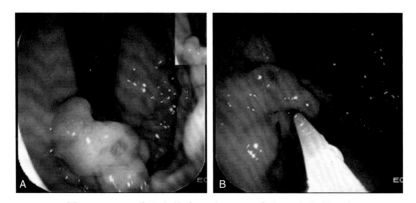

图 4-18 A. 胃曲张静脉 2 型；B. 注射组织黏合剂 4 支

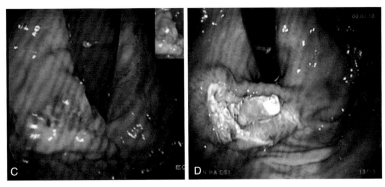

图 4-18（续） C.注射点少量渗血；D.注射后 1 个月排胶

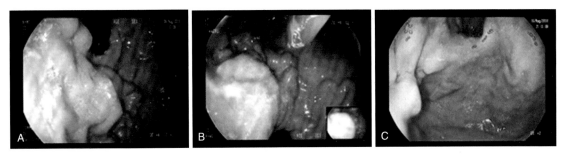

图 4-19 A.胃曲张静脉 2 型；B.注射组织黏合剂 3 支；C.注射后 2 个月曲张静脉基本消失

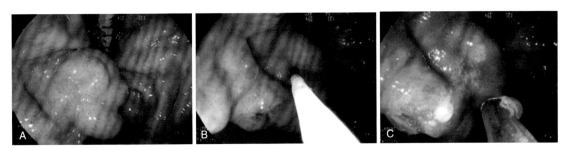

图 4-20 A.胃曲张静脉 2 型；B.胃曲张静脉内注射组织黏合剂 4 支；C.注射后曲张静脉变硬，少量组织黏合剂从针眼渗出

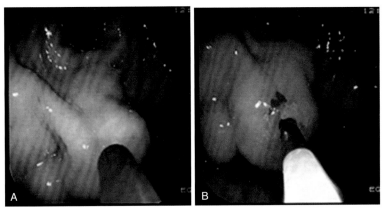

图 4-21 A.曲张静脉 3 型；B.注射组织黏合剂 4 支

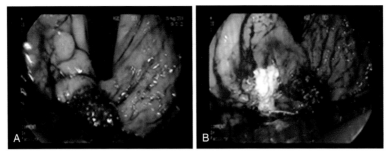

图 4-22 A.术后排胶出血；B.追加注射组织黏合剂

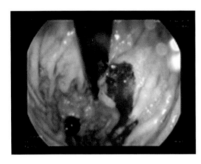

图 4-23 排胶时少量出血，血栓形成

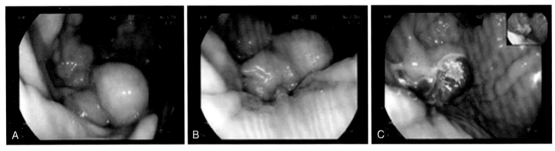

图 4-24 A.胃巨大曲张静脉 3 型；B.注射组织黏合剂 5 支；C.注射后 2 个月排胶，血栓形成

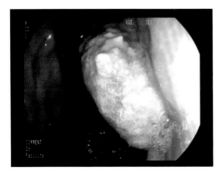

图 4-25 术后 1 个月排胶

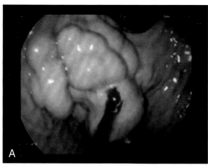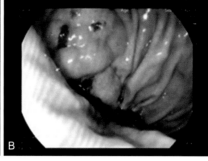

图 4-26 A. 胃静脉曲张。分 2 点注射，第 1 点注射组织黏合剂 2mL，黏合剂前注射聚桂醇 5mL，黏合剂后注射聚桂醇 2mL；B. 第 2 点注射组织黏合剂 2mL，黏合剂前注射聚桂醇 4mL，黏合剂后注射聚桂醇 2mL

拓展阅读

[1] Monsanto P, Almeida N, Rosa A, et al. Endoscopic treatment of bleeding gastric varices with histoacryl (N-butyl-2-cyanoacrylate): a South European single center experience [J]. Indian journal of gastroenterology : official journal of the Indian Society of Gastroenterology, 2013, 32(4): 227–231.

[2] 中华医学会消化病学分会，中华医学会肝病学分会，中华医学会内镜学分会. 肝硬化门静脉高压食管胃静脉曲张出血的防治共识 (2008, 杭州)[J]. 中华消化杂志, 2008, 28 (8): 551–558.

[3] 吴云林，冯莉. 食管胃静脉曲张出血的组织黏合剂治疗——消化系统疾病 [J]. 新医学, 2001, 8: 497–498.

[4] 龚均，董蕾，王进海. 实用胃镜学 [M]. 西安：世界图书出版公司，2017.

[5] 熊锦华，陈力强，范公忍. 急诊胃镜下组织黏合剂治疗胃底静脉曲张破裂出血的疗效观察 [J]. 医学综述,2013,19(24)：4555–4556.

[6] 牛桂军，黄杰. 胃静脉曲张出血内镜治疗进展[J]. 医学研究杂志,2017,46(2): 173–175.

[7] 中华医学会肝病分会，中华医学院消化病学分会，中华医学会内镜学分会. 肝硬化门静脉高压食管胃静脉曲张出血的防治指南 (2016)[J]. 临床肝胆病杂志,2016,32(2)：203–219.

[8] UnoK,Lijima K,Koike T,et a1.Endoscopic submucosal dissection corn—bined with endoscopic injection sclerotherapy for early gastric canceron gastric fundal vareces[J].Surg Laparosc Endosc Percutan Tech, 2012, 22(4)：226–229.

[9] Sarin N,Monga N,Adams PC.Time to endoscopy and outcomes in up—per gastrointestinal bleeding[J].Canadian J Gastroenterol,2009,23(7)：489–493.

[10] 刘志忠，赵燕颖，孙远杰，等. 一次性注射硬化剂加组织黏合剂治疗胃曲张静脉出血的疗效观察 [J]. 中华消化杂志,2014,34(3)：183–184.

[11] 申少华，刘迎娣，高伟，等. 硬化剂与组织黏合剂联合注射治疗活动性食管胃静脉曲张大出血 [J]. 胃肠病学和肝病学杂志,2015,24(6)：710–713.

[12] 侯运萌，向慧玲，王凤梅，等. 组织黏合剂联合聚桂醇治疗胃底静脉曲张的疗效 [J]. 世界华人消化杂志,2014,22(17)：2449–2455.

[13] 葛淑琼，董蕾，万晓龙等. 胃曲张静脉内镜下套扎治疗与组织黏合剂注射治疗的前瞻型研究. 中华胃肠内镜电子杂志,2015,2(1)6–13.

第 5 章
胃静脉曲张套扎术

一、背景及简介

套扎治疗主要用于食管曲张静脉，胃曲张静脉基本采用内镜下注射组织黏合剂的方法治疗。套扎治疗用于胃曲张静脉的治疗一直颇有争议，其安全性受到广泛关注。有专家认为，胃静脉曲张套扎治疗可能会导致致死性的大出血，不推荐使用。但是，国内外很多内镜医生通过临床实践发现，在部分肝硬化胃曲张静脉患者中，套扎治疗安全有效，对于 1 型和 2 型的胃曲张静脉，特别是一些直径较小的、蚯蚓状的胃曲张静脉，套扎治疗也是一种很好的选择。一次进镜，可以将胃和食管的曲张静脉依次套扎，一气呵成，操作简单，疗效确切。

国内许多内镜医生报道了胃静脉曲张套扎治疗的经验，国外的相关研究也显示套扎治疗是治疗急性胃曲张静脉出血的一种安全、有效的方法。有报道称，胃静脉曲张套扎治疗的初始止血成功率为 88.8%~100%，随访期间再出血率为 0~18.5%。也有学者比较了套扎治疗和组织黏合剂注射治疗胃曲张静脉的疗效，发现套扎治疗的初始止血成功率与注射组织黏合剂相当，但套扎治疗再出血率较高

（套扎治疗为 43.8%，注射组织黏合剂为 22.4%，$P<0.05$）；套扎治疗组 2 年和 3 年的累积出血率分别为 63.1%、72.3%，而组织黏合剂组均为 26.8%。

我们的研究显示，套扎治疗术后 1 型和 2 型曲张静脉的再出血率与注射组织黏合剂术后无显著差异，但套扎治疗胃曲张静脉 3 型的再出血率明显高于组织黏合剂组，且差异有统计学意义（套扎组 58.8%，组织黏合剂组 26.1%，$P<0.05$）。从病理生理学角度分析，可能是由于 3 型曲张静脉通常较大，呈结节状或瘤状，并且往往存在潜在的黏膜下层静脉曲张。组织黏合剂直接注射入曲张静脉内，作用范围大，闭塞血管更彻底，有利于消除旁系血管；而套扎治疗结扎曲张静脉时仅作用于黏膜和黏膜下层浅表部分，有时不能完全闭塞深层次的曲张静脉。这与我们发现的 3 型胃曲张静脉的再出血率明显高于 1 型和 2 型的结果一致，此时如果联合超声内镜，用于术前血管的评估，及早发现是否存在深层、巨大、复杂的胃曲张静脉，同时用于术后闭塞效果的评价，将有利于降低再出血的发生率。

我们的研究也提示，套扎治疗术后胃曲张静脉的复发大多出现于 3 型患者，术

中未彻底闭塞深层次曲张静脉可能是套扎治疗术后曲张静脉复发率高于注射组织黏合剂治疗的原因（套扎组 45.2%，组织黏合剂组 17.9%，$P<0.05$）。

二、胃静脉曲张套扎治疗的选择和适应证

• 套扎治疗可作为胃曲张静脉治疗的一种选择，更适合于 1 型和 2 型胃曲张静脉。

• 3 型胃曲张静脉套扎治疗的再出血率和复发率高于组织黏合剂注射治疗。

• 套扎治疗和组织黏合剂治疗在控制活动性出血方面疗效相当。

• 直径大于 2cm 的静脉套扎后容易发生再出血，应谨慎使用。

• 套扎治疗和组织黏合剂治疗的死亡率无显著性差异。

• 直径小于 1cm 及迂曲状、蚯蚓状的曲张静脉，套扎治疗优于组织黏合剂注射。

• 曲张静脉形态和肝功能 Child-Pugh 分级是胃曲张静脉再出血的独立预后因素。

• 肝功能 Child-Pugh 分级是胃曲张静脉患者死亡的独立预后因素。

三、胃静脉曲张套扎术内镜图（图 5-1～图 5-8）

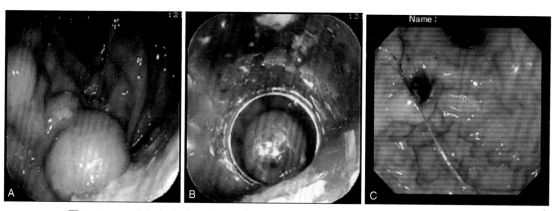

图 5-1　A. 胃曲张静脉 2 型；B. 套扎治疗；C. 治疗后 1 周，皮圈脱落溃疡形成

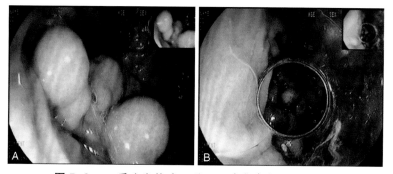

图 5-2　A. 胃曲张静脉 3 型；B. 密集套扎 6 处

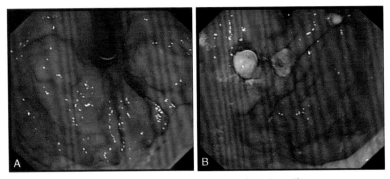

图 5-3 A.胃曲张静脉 2 型；B.套扎术后第 3 天

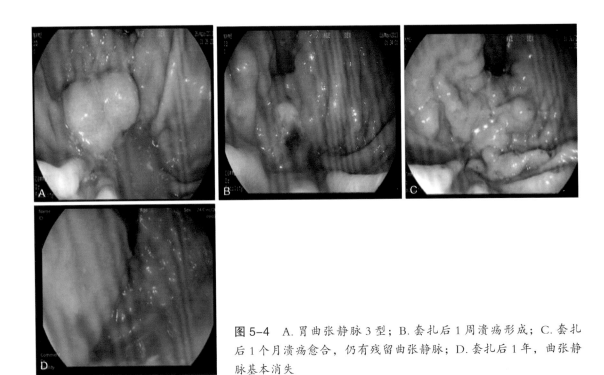

图 5-4 A.胃曲张静脉 3 型；B.套扎后 1 周溃疡形成；C.套扎后 1 个月溃疡愈合，仍有残留曲张静脉；D.套扎后 1 年，曲张静脉基本消失

图 5-5 A.胃曲张静脉 2 型；B.套扎 2 处

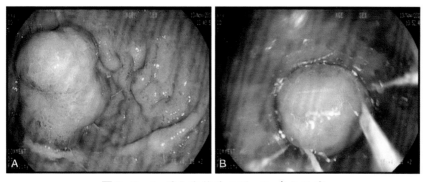

图 5-6 A.胃曲张静脉 3 型；B.套扎治疗

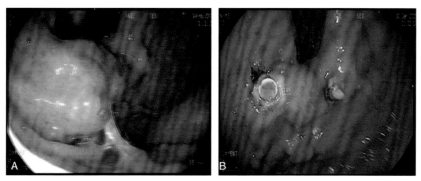

图 5-7 A.胃曲张静脉 2 型；B.套扎 2 处，套扎处黏膜组织坏死，溃疡形成

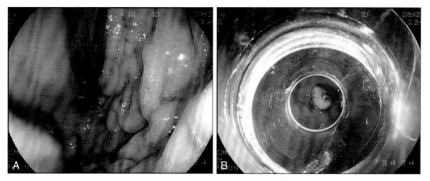

图 5-8 A.胃曲张静脉出血；B.套扎治疗

四、 静脉曲张联合治疗

食管胃静脉曲张是肝硬化的主要并发症，治疗方法包括药物治疗、内镜治疗、介入治疗、外科治疗等。但是任何一种治疗方法都不可能解决所有的问题，无论是套扎治疗、组织黏合剂注射、硬化治疗、经颈静脉肝内门体分流术（TIPS）或手术治疗，都有各自的优点和不足，套扎术、组织黏合剂注射术、硬化术及经颈静脉肝内门体分流术后曲张静脉再发和再出血的风险较高；经颈静脉肝内门体分流术后肝性脑病的发生率较高，给后续的治疗增加

了困难。脾脏切除加血管断流的患者，因血小板数量的异常升高，继发性门静脉血栓的发生率明显增高，术后出血的风险也随之升高。部分肝移植的患者，也

会出现食管、胃曲张静脉的复发。因此，选择合适的治疗方法是治疗肝硬化食管胃静脉曲张的关键，而多学科联合治疗是最好的选择（图5-9~图5-13）。

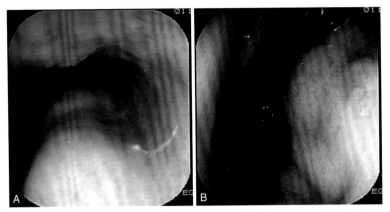

图5-9 A.脾切除及TIPS术后2年食管静脉曲张；B.脾切除及TIPS术后2年胃底静脉曲张

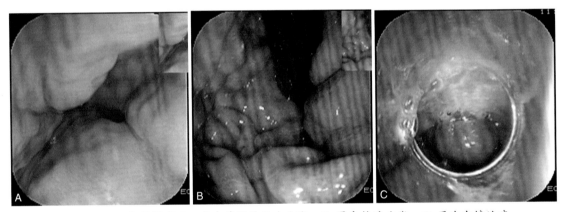

图5-10 A.肝移植术后2年食管静脉再次曲张；B.胃底静脉曲张；C.再次内镜治疗

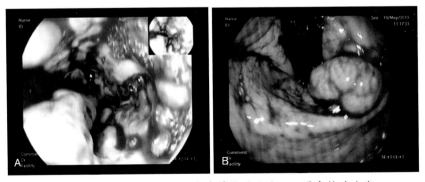

图5-11 A.脾切除术后2年食管静脉曲张；B胃底静脉曲张

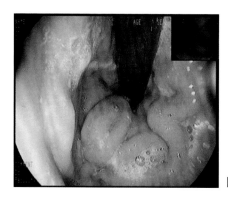

图 5-12 脾切除术后 3 年胃静脉曲张

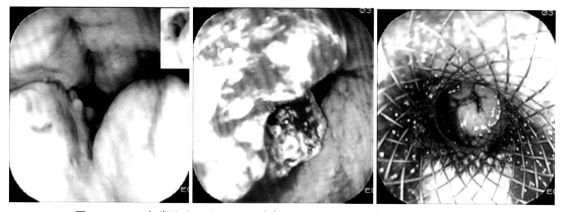

图 5-13 A. 食管静脉曲张；B. 合并贲门癌；C. 先放食管支架，再做套扎治疗

拓展阅读

[1] Yoshida T, Hayashi N, Suzumi N, et al. Endoscopic ligation of gastric varices using a detachable snare[J]. Endoscopy, 1994, 26 (5): 502-505.

[2] Cipolletta L, Bianco MA, Rotondano G, et al. Emergency endoscopic ligation of actively bleeding gastric varices with a detachable snare[J]. Gastrointest Endosc, 1998, 47 (5): 400–403.

[3] Shiha G, El-Sayed SS. Gastric variceal ligation: a new technique[J]. Gastrointest Endosc, 1999, 49 (4 Pt 1): 437–441.

[4] Tan PC, Hou MC, Lin HC, et al. A randomized trial of endoscopic treatment of acute gastric variceal hemorrhage: N-butyl-2-cyanoacrylate injection versus band ligation[J]. Hepatology, 2006, 43 (4): 690–697.

[5] 葛淑琼, 董蕾, 万晓龙等. 胃曲张静脉内镜下套扎治疗与组织黏合剂注射治疗的前瞻型研究[J]. 中华胃肠内镜电子杂志, 2015, 2(1)6–13.

第6章
直肠痔静脉曲张内镜治疗

一、痔疮的概念

痔疮是人体直肠末端黏膜下和肛管皮肤下静脉丛发生扩张和屈曲所形成的柔软静脉团。多见于经常站立者和久坐者。痔疮包括内痔、外痔、混合痔，是肛门直肠底部及肛门黏膜的静脉丛发生曲张而形成的一个或多个柔软的静脉团的一种慢性疾病。

痔疮是肛垫充血、肥大、下移的结果。"肛垫"又称痔区，由中胚层发育而来，是痔的现代概念的解剖生理学基础，齿状线以上部分被覆直肠黏膜，齿状线以下部分被覆肛管黏膜。肛门衬垫、肛管血管衬垫，通常称为肛垫。正常情况下，肛垫内动静脉吻合的开放和闭合是交替进行的，约每分钟可开放8~12次。吻合管能自由开放，对肛垫区的温度与血量调节有重大作用，是良好的血量调节器。动静脉吻合管平滑肌的收缩与舒张主要受局部产生的血管舒缩素影响。

痔的具体发病机制尚未完全明确，可能与多种因素有关，目前主要有以下学说。

• 静脉曲张学说：静脉丛是形成肛垫的主要结构，痔的形成与静脉丛的病理性扩张、血栓形成有必然的联系。从解剖学上来看，门静脉系统及其分支直肠静脉都无静脉瓣；直肠上下静脉丛管壁薄、位置浅；末端直肠黏膜下组织松弛，这些因素都容易导致血液淤滞和静脉扩张。此外，由于直肠肛管位于腹腔最下部，多种因素均可引起直肠静脉回流受阻，如长期的坐或立、便秘、妊娠、前列腺肥大、盆腔巨大肿瘤及肝硬化门静脉高压等。目前，此学说争议较大。

• 肛垫下移学说：肛垫起闭合肛管、节制排便的作用。正常情况下，肛垫疏松地附着在肛管肌壁上；排便时受到向下的压力被推向下，排便后借助自身的收缩作用，缩回肛管内。弹性回缩能力减弱后，肛垫则充血、下移形成痔。西医主流支持肛垫下移学说。

内痔好发部位为截石位3、7、11点。主要表现为出血和脱出。内痔的常见临床症状是间歇性便后出鲜血。部分患者可伴发排便困难。当内痔合并发生血栓、嵌顿、感染时则出现疼痛。

直肠、痔静脉曲张伴消化道出血是肝硬化患者常见的并发症，是肛门直肠底部及肛门黏膜的静脉丛发生曲张而形成。这是一条连接直肠上静脉与腔静脉系的直肠中、下静脉的侧支循环，血管破裂时可以出现血便。目前，尚未见有关肝硬化患者直肠、痔静脉曲张的发生率、出血率等指标的相关报道。

我们通过结肠镜观察了近 200 例肝硬化患者的直肠肛门部病变，统计显示，肝硬化患者内痔的发生率为 90%，大部分为Ⅰ~Ⅱ度，痔核直径一般在 0.5~1.0cm。直肠静脉曲张发生率为 70%，痔静脉出血率为 10%。

二、痔静脉的解剖学

直肠分布有直肠上动脉、直肠下动脉及骶正中动脉，且它们彼此间有吻合。直肠上动脉为肠系膜下动脉的直接延续，行于乙状结肠系膜根内，经骶骨岬左前方下降至第 3 骶椎高度分为左、右两支，由直肠后面绕至两侧下行，分布于直肠。直肠下动脉多起自髂内动脉前干，行向内下，分布于直肠下部。骶正中动脉发出小支经直肠后面分布于直肠后壁。肛门动脉起自阴部内动脉，主要分布于肛提肌、内外括约肌、肛管周围皮肤，也分布于下部直肠。

直肠和肛管的静脉与同名动脉伴行，主要来自两组静脉丛，即黏膜下静脉丛和外膜下静脉丛。直肠和肛管壁内有丰富的静脉丛，可分为内、外两部分。内静脉丛位于直肠和肛管黏膜上皮的深面，外静脉丛位于肠管肌层的外面，两者之间有广泛的吻合。内静脉丛主要汇入直肠上静脉，经肠系膜下静脉注入门静脉。外静脉丛向下经直肠下静脉和肛静脉回流入髂内静脉，这样在直肠壁内建立了肝门静脉系和腔静脉系之间的交通。

直肠上静脉没有静脉瓣，导致肛管上半部静脉丛内的静脉血柱重量最大。而且此处黏膜下层疏松结缔组织对静脉壁的支持较弱，排便时直肠肌层的收缩可阻断静脉回流。因此，慢性便秘、相对较长时间的用力排便、妊娠、肝硬化所致的门脉高压，以及直肠肿瘤都可造成直肠上静脉属支曲张。

三、肝硬化痔静脉曲张的机理

肝硬化失代偿期常常导致门静脉压力升高，此时肝门静脉系与上、下腔静脉系之间广泛的侧支循环形成，常见的 3 种交通部位有：

①通过胃左静脉、胃后静脉及胃短静脉于食管、胃与上腔静脉系相交通，形成食管胃静脉曲张，部分存在胃 - 肾、脾 - 肾分流，从而与下腔静脉系相交通。

②通过脐静脉于胸腹壁与上、下腔静脉系相交通。

③通过直肠上静脉于直肠、肛门与直肠下静脉、肛静脉形成侧支循环，从而与下腔静脉系相交通。

3 种侧支循环中，由于胃左静脉、胃后静脉及胃短静脉离门静脉主干较近，易受到升高的门静脉压力影响，从而发生食管胃静脉曲张。并且食管胃静脉曲张破裂出血量大、病情危重，因此在临床上受到极大的重视。

脐静脉侧支循环中，由于曲张静脉受到胸腹壁的保护，破裂出血的风险极低，临床治疗上基本予以忽略。

而直肠肛门静脉由于离门静脉主干较远，受门静脉压力的影响相对较轻，其出血量相对较小，难以危及生命，并且与一般的痔疮难以鉴别，从而导致了临床上对其的忽视。但在肝硬化中晚期，门静脉高压严重者，升高的门静脉压力可传导至直肠肛门静脉，形成痔静脉曲张，尤其是部分解剖结果特殊、有严重并发症及食管胃静脉曲张者。

肝硬化时，入肝血流阻力增加、入肝血流减少、血液回流及门脉高排低阻循环导致门静脉血流量增加等因素导致门静脉压力升高、血液淤滞，进而形成痔静脉曲张。除此之外，还存在多种影响痔静脉曲张的结构及并发症。

（1）胃 - 肾分流

门脉高压时，胃左、胃后及胃短静脉均可形成胃 - 肾分流，大量门静脉血液通过分流通道流入左肾静脉和下腔静脉，从而可有效降低门静脉压力。但下腔静脉血流使压力升高，可加重痔静脉曲张。在无胃 - 肾分流形成，以及通过经皮经肝穿刺胃冠状静脉栓塞术（PTVE）、经球囊导管阻塞下逆行闭塞静脉曲张术（BRTO）等手段阻断胃 - 肾分流的情况下，部分门静脉血液回流受阻，可导致门静脉压力的明显升高。

（2）脾 - 肾分流

部分患者于脾门或脾脏上下极处存在脾 - 肾分流，大量门静脉血液通过分流通道流入左肾静脉、下腔静脉，从而可有效降低门静脉压力，并且避免形成脾大、脾功能亢进。

（3）脐静脉

部分患者通过脐静脉于胸腹壁与上、下腔静脉相交通，并且脐静脉多起源于门静脉左支，可有效分流门静脉血液，从而起到降低门静脉压力的作用。

（4）食管旁静脉

胃左静脉分为前、后支，前支通过胃壁后进入胃底、贲门及食管，形成食管胃底静脉曲张。而后支于食管旁向上延伸，形成食管旁静脉，其与食管内曲张静脉有广泛的交通支，可分流部分曲张静脉内血液。部分肝硬化患者食管旁静脉不开放，但在反复内镜下食管胃底静脉曲张治疗术后可开放，能有效分流原曲张静脉内血液，降低门静脉压力，防止静脉曲张复发，提高内镜下治疗效果。而部分食管旁静脉缺失者，不能有效分流食管曲张静脉的血流，导致内镜下食管静脉曲张套扎效果差，并且门静脉压力升高。

（5）门静脉血栓、癌栓

由于门静脉本身血流速度较慢，缺少静脉瓣结构，尤其是肝硬化时抗凝、纤溶系统功能紊乱，有自发形成门静脉血栓的风险。尤其是部分止血药物的应用、脾切除术后及合并肝癌浸润门静脉均可导致门静脉血栓或癌栓。门静脉血栓、癌栓形成，尤其是超过主干面积50%、肠系膜下静脉血栓癌栓形成者，直肠上静脉血流回流受阻，可导致痔静脉曲张明显。

门脉高压时以上4种结构可部分分流门静脉血流，降低门静脉压力，但部分患者缺失部分结构，甚至全部分流结构，尤其是门静脉广泛血栓或血栓形成，可导致门静脉压力明显升高，增加痔静脉曲张形成的概率和严重程度。

四、痔静脉曲张的症状及诊断

1. 便 血

便血是痔静脉的主要症状，类似于

痔疮的鲜血便、便后肛门口滴血，因此易于与一般的痔疮相混淆。但部分患者便血量较大，甚至可导致血红蛋白的明显下降。

2. 直肠肛门局部症状

痔静脉曲张严重时，坠胀的痔核与静脉团可刺激直肠肛门局部黏膜，从而产生肛门口疼痛、异物感、坠胀感及排便不尽感。

3. 诊　断

内镜检查是诊断直肠痔静脉曲张的金标准，尤其是检查时翻转镜身可更有效地观察直肠肛门口的病变情况。由于结肠镜镜身较粗、质地坚硬，于直肠难以翻转镜身，且翻转后局部视野较差，不利于观察整个直肠肛门口的病变情况及内镜下操作治疗，翻转后还有直肠出血、穿孔风险，因此，用较细的反转肠镜或较细的结肠镜，操作会更加顺畅，还可以减轻患者痛苦。镜下可见紫红色团状的痔核（图 6-1~图 6-5）、直肠静脉曲张，严重者可形成类似于食管胃底静脉曲张的结节状、瘤状曲张静脉，部分患者红色征阳性（图 6-6、图 6-7）。

4. 内痔的分期

（1）现用的分期标准
- Ⅰ期：以无痛性便血为主要症状，无内痔脱出，便后出血可自行停止。
- Ⅱ期：便时带血、滴血或喷射状出血，伴有痔核脱出，便后可自行回纳。
- Ⅲ期：便时带血或滴血，伴内痔脱

出，或久站、咳嗽、劳累、负重时内痔脱出，须用手回纳。
- Ⅳ期：内痔脱出不能回纳，内痔可伴发绞窄。

（2）痔静脉曲张的内镜下建议分度
内镜下内痔的观察和分期不同于既往的内痔分期概念，传统的内痔分型主要根据痔核有无脱垂及脱垂程度决定，没有将痔核的大小纳入评判的标准。内镜下可以清楚地观察痔核的大小和位置，因此，根据内痔的大小，我们建议内镜下将内痔分为 3 度（图 6-1~图 6-5）：
- Ⅰ度：痔核小于 0.5cm。
- Ⅱ度：痔核在 0.5~1.0cm。
- Ⅲ度：痔核大于 1.0cm。

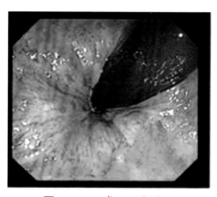

图 6-1　正常肛门翻转图

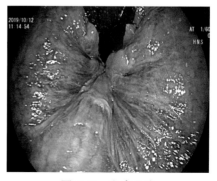

图 6-2　内痔Ⅰ度

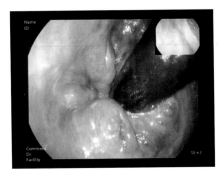

图 6-3　内痔Ⅱ度

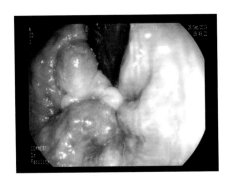

图 6-4　内痔Ⅲ度

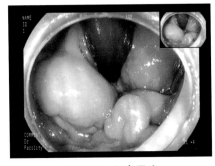

图 6-5　内痔Ⅲ度

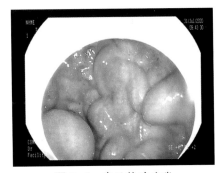

图 6-6　直肠静脉曲张

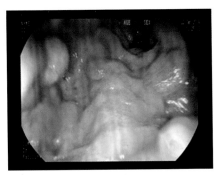

图 6-7　直肠静脉曲张

五、肝硬化内痔及直肠静脉曲张的治疗

无症状的痔无须治疗；有症状的痔以非手术治疗为主，无须根治。对于较大静脉曲张便血严重的患者，尤其是反复便血、血红蛋白下降者均应积极治疗。保守治疗无效、痔脱出严重，较大纤维化内痔，合并肛裂、肛瘘等时采用手术治疗。

1. 内镜下硬化治疗

内镜下硬化治疗是内痔的主要治疗方法之一。常用硬化剂为聚桂醇。聚桂醇治疗内痔的机理同食管曲张静脉，使痔核、曲张静脉硬化、机化，进而萎缩，曲张静脉减轻，甚至消失。聚桂醇具有硬化和止血的双重作用，直接损伤血管内皮，促进血栓的形成，黏附于注射部位的血管内，继而产生炎性病变化和组织纤维化，纤维化条索代替病理性血管，使病理性血管永久闭塞，从而达到硬化和止血的目的。同时，直肠肛门口黏膜纤维化的形成，可将松弛的黏膜借纤维组织重新固定在下方的肌壁上，以防止黏膜再次脱垂。

聚桂醇硬化效果明显,同时性质温和,可有效避免异位栓塞等并发症。

内痔硬化治疗中可以使用聚桂醇原液,也可以将其制备成泡沫硬化剂使用。但聚桂醇泡沫硬化剂细腻均一、维持时间更长久、40mL 泡沫硬化剂基本就能满足大部分内痔患者的需求。因此,临床一般推荐使用泡沫硬化剂,在增强血管硬化作用的同时,减少聚桂醇原液的使用剂量,避免异位栓塞等并发症。

聚桂醇泡沫硬化剂的具体制备方法:三通阀连接 1 个装有 2mL 聚桂醇注射液的 5mL 注射器和 1 个装有 4mL 空气或 CO_2 的 10mL 注射器,相互快速推注注射器内的药液 20 次,在完成前 10 次推注后,可将阀门调小,直至获得乳化状的微泡硬化剂。水包裹气的微泡沫制剂,其均一性、稳定性好,在腔内与血液置换能力优。制备过程中,每制作 3 组泡沫剂需要换 1 次注射器,以保证微泡沫的质量。

硬化治疗一般在内痔的顶端注射,每点注射 0.5~2.0mL,分 4~5 点注射。总量不超过 10mL。可以正镜治疗,也可以倒镜治疗,倒镜治疗可以清楚地观察痔核的大小和部位,准确掌握进针的位置。正镜治疗一定要准确定位齿状线的位置,掌握进针的角度。内镜前端加用透明帽,可以使视野更加清楚,有利于痔核的充分暴露。特别适合有出血风险的患者。

超声内镜在痔疮诊断及治疗中的作用正在受到重视,超声内镜可以准确判断痔核的位置、大小,指导操作医生掌握进针部位、深度和硬化剂注射剂量(图 6-8~图 6-11)。

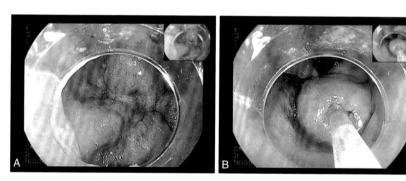

图 6-8 A. 内痔硬化治疗;B. 每点注射 1.0mL

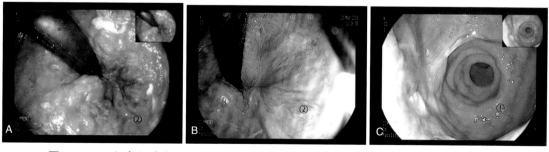

图 6-9 A. 内痔合并直肠静脉曲张;B. 1 个月后痔核明显缩小;C. 局部可见溃疡形成

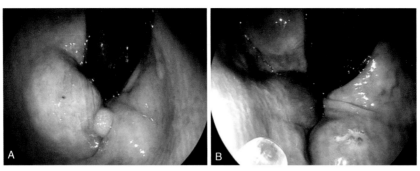

图6-10　A.内痔合并肛乳头肥大；B.聚桂醇加入美兰后显示得更加清楚

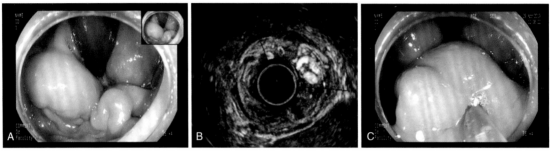

图6-11　A.内痔Ⅲ度；B.超声内镜观察痔核血流及部位；C.超声镜引导下注射硬化剂

操作过程有3点必须注意，即注射部位不能太深，硬化剂不能注射太多，注射速度不能太快。否则可能出现局部疼痛肿胀，机化严重时可导致直肠肛门感觉减退、狭窄等。

2. 内痔内镜下套扎治疗

内痔套扎治疗由我国中医传统结扎疗法发展而来，适用于各期内痔和混合痔的内痔部分，尤其是Ⅱ度、Ⅲ度内痔伴有出血和脱出者，目前最常用的方法有两种，一种是传统的自动痔疮套扎术（RPH），此法是通过特制自动痔疮套扎枪在齿线上方的适当位置将特制的胶圈套于痔的基底部或者痔上黏膜；另一种方法是内镜下痔疮套扎术，类似于内镜下食管静脉曲张套扎术。两种方法都是通过皮圈的紧缩，阻断痔疮的血供或减少静脉倒流，减少痔的

充血肥大或血流淤滞，使之发生缺血、萎缩、坏死，痔逐渐脱落，创面组织修复而愈。传统的套扎治疗有专用的内痔套扎枪（图6-12），一般都带有4个皮圈，在肛镜直视下操作，视野不好，皮圈较小，容易脱落。国内天宇公司最近研发出肠镜下四环内痔套扎器，视野清楚，操作方便，安全可靠（图6-13）。

套扎治疗是治疗痔疮最常用的方法之

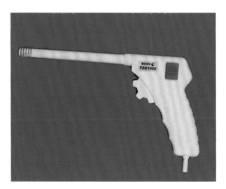

图6-12　痔疮套扎枪

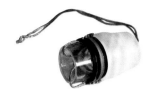

图 6-13　痔疮四环套扎器

一，套扎治疗的基本原理为：

①套扎后黏膜皱缩，肛垫上提。

②局部炎症反应致使黏膜、黏膜下层与浅肌层粘连，肛垫固定于较高位置。

③部分阻断痔疮血供或减少静脉倒流，减少痔的充血肥大或血流淤滞，使痔块萎缩。

④直接套扎痔块基底部，可即刻止血。

套扎治疗常见的并发症有：肛门坠胀和不适感、疼痛、皮圈脱落、迟发出血、肛门水肿、溃疡形成和继发感染。肛门直肠局部刺激感强烈，患者舒适体验稍差。同时，术后排便有套扎环脱落、继发出血等风险。

3. 痔静脉及直肠曲张静脉套扎治疗内镜图（图6-14~ 图6-17）

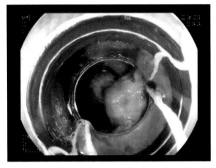

图 6-14　直肠曲张静脉套扎治疗

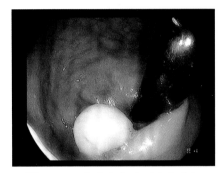

图 6-15　内痔套扎后形成白球征

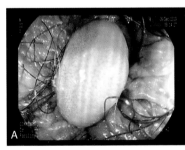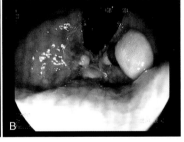

图 6-16　A.内痔Ⅲ度伴脱垂；B.内镜下套扎治疗

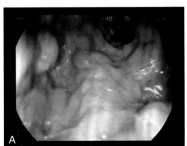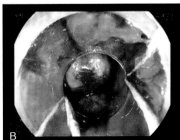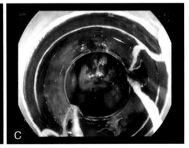

图 6-17　A.直肠重度静脉曲张；B.直肠静脉套扎治疗；C.痔静脉套扎治疗

4.内镜下组织黏合剂注射治疗

组织黏合剂血管闭塞效果明显，但其术后有排胶过程，可导致局部出血可能，同时局部机化严重者有肛门口感觉减退导致排便障碍可能，严重者可直接导致局部狭窄。因此，目前临床上不建议行内镜下组织黏合剂注射治疗内痔。

5.经颈静脉肝内门体分流术（TIPS）

正常人门静脉压力为 1.27~2.36kPa，平均 1.76kPa，而门脉高压时门静脉压力增大至 2.45~4.90kPa，甚至更高。鉴于门静脉压力的升高是食管、胃底、直肠及其他部位静脉曲张的直接原因，因此通过介入或外科手术降低门静脉压力，从而治疗相关部位的静脉曲张，不失为一种有效的治疗手段。

TIPS 可部分分流门静脉血流，有效降低门静脉压力，是肝硬化中晚期、系统性门脉高压患者治疗食管胃静脉曲张破裂出血的有效手段。可以有效地缓解门脉压力，对曲张静脉破裂出血和顽固性腹水有非常好的治疗作用。

我们通过临床实践发现，TIPS 术后不仅食管胃静脉曲张可以明显缩小或者消失，肛门直肠痔静脉曲张亦可明显缓解，甚至消失（图 6-18）。与之相比，内镜下食管静脉曲张套扎术、胃底静脉曲张组织黏合剂注射术后患者，由于其胃左静脉、胃短静脉及胃后静脉的分流通道被限制或阻断，可导致门静脉压力的进一步升高，从而导致内痔、直肠静脉曲张的加重，尤其是存在胃-肾分流的患者。因此，对于严重内痔、直肠静脉曲张的门脉高压患者，尤其是合并严重食管胃底静脉、严重胃-肾分流、门脉血栓的患者，可以考虑优先选择 TIPS。

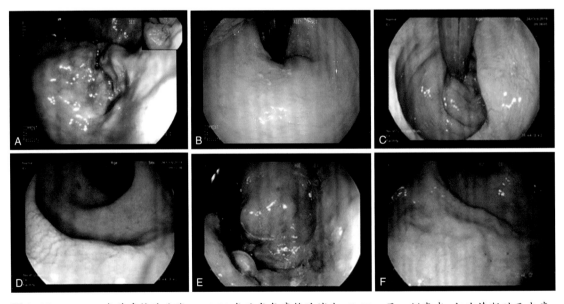

图 6-18 A.TIPS 术前痔静脉曲张；B.TIPS 术后半年痔静脉消失；C，D 另一例患者，初次诊断时无内痔、无直肠静脉曲张；E，F.2 次内镜下食管静脉曲张套扎术、胃底静脉曲张组织黏合剂注射术后，肛门口可见多发内痔，直径最大约 1.0cm，直肠可见曲张静脉，直径最大约 0.6cm

6. 外科手术治疗

外科手术治疗适用于Ⅲ～Ⅳ期内痔及外痔患者。手术方法：

①血栓性外痔剥离术。适用于血栓性外痔保守治疗后疼痛不缓解或肿块不缩小者。

②传统痔切除术，即外剥内扎术。

③痔环切术。教科书上的经典术式，但易导致肛门狭窄，目前临床很少应用。

④ PPH 手术，吻合器痔上直肠黏膜环切钉合术。

随着内镜下微创技术的提高和普及，越来越多的患者不需要外科干预，聚桂醇注射治疗的发展可有效治疗痔静脉曲张，相对外科有创伤小、可反复进行及花费低等优势，并且可有效避免肛门直肠狭窄等风险。因此，内镜下的微创治疗有着更广阔的前景。

六、病例及其内镜治疗图

病例 1：肝硬化内痔及直肠曲张静脉套扎、硬化治疗

64 岁男性患者，肝硬化，肝癌。上腹部增强 CT 示：门静脉多发充盈缺损（80%），门静脉海绵样变，考虑肝癌侵及门静脉。

肠镜显示肛门直肠多处曲张静脉团，直肠静脉重度曲张。内镜下行直肠曲张静脉套扎治疗，共套扎 4 点，术后无活动性出血。

1 周后，患者仍反复便鲜血，再次肠镜。仍可见多处痔静脉及直肠曲张，其

中 2 处套扎后皮圈脱落伴溃疡出血（图 6-19～图 6-22）。考虑患者肝功能较差，低蛋白血症，凝血功能较差，不适合套扎治疗，改用聚桂醇硬化治疗（图 6-23、图 6-24）。

硬化治疗 2 周后便血逐渐停止，大便转黄。出院治疗。

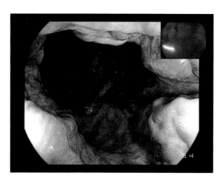

图 6-19　痔静脉曲张无明显改善

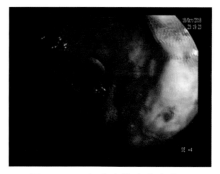

图 6-20　皮圈脱落伴溃疡出血

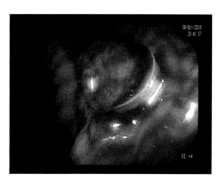

图 6-21　皮圈即将脱落

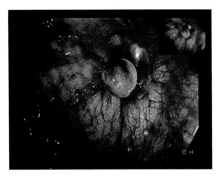

图 6-22　皮圈即将脱落

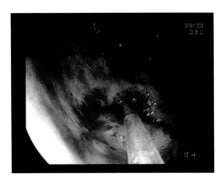

图 6-23　直肠曲张静脉硬化治疗

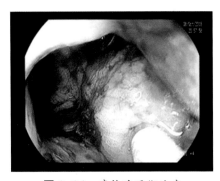

图 6-24　痔静脉硬化治疗

病例 2：肝硬化痔静脉曲张硬化治疗

80 岁男性患者，反复便血 2 个月。站立时流血较多，卧位可减轻，为鲜红色，每次流血量约 100～300mL，无恶心、呕吐。入院诊断：①下消化道出血；②肝硬化失代偿期。

第 1 次肠镜，发现距肛门 10cm 以下

直肠四壁有 4 条灰蓝色曲张静脉，直径约 1cm，红色征阳性。行肠镜下硬化治疗，分 6 个点注射聚桂醇，共 7mL，术后无活动性出血（图 6-25、图 6-26）。

1 个月后第 2 次行肠镜检查。痔核明显缩小，直肠曲张静脉萎缩，红色征阴性。局部可见溃疡形成。再次以聚桂醇多点注射（图 6-27、图 6-28）。

半年后再次行肠镜检查。痔核明显缩小，局部瘢痕形成，未再出血（图 6-29、图 6-30）。

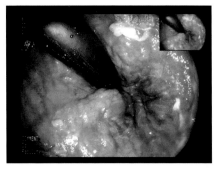

图 6-25　内痔Ⅱ度合并直肠静脉曲张

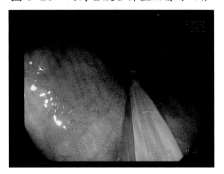

图 6-26　聚桂醇硬化治疗

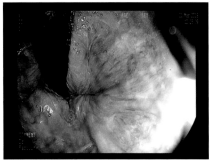

图 6-27　1 个月后痔核明显缩小

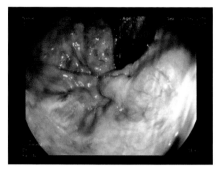

图 6-28 注射点局部可见溃疡形成

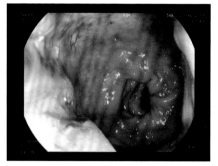

图 6-30 半年后，硬化部位可见瘢痕形成

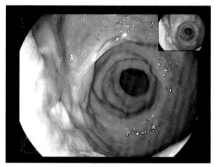

图 6-29 半年后复查，痔核明显缩小

病例 3：肝硬化 TIPS 术后

50 岁男性患者，发现乙肝表面抗原阳性 30 年，呕血 3d。入院诊断：①上消化道出血；②乙型肝炎后肝硬化失代偿期（肝功能 B 级）。入院后行 TIPS 手术。术前肛肠镜检查，肛门口可见 3 枚曲张静脉团块，直径最大约为 0.7cm。TIPS 术后 3 个月，痔核明显缩小。术后半年痔核基本消失（图 6-31）。

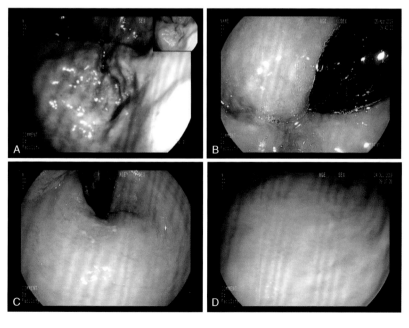

图 6-31 A.TIPS 术前，3 枚痔核；B.TIPS 术后 3 个月，痔核明显缩小；C.TIPS 术后 6 个月，痔核基本消失；D.TIPS 术后 6 个月，直肠曲张静脉基本消失

病例 4：食管胃静脉曲张套扎及组织黏合剂注射治疗

男性患者，反复呕血、黑便 4 年。入院诊断：①上消化道出血；②乙型肝炎后肝硬化失代偿期。入院后行食管胃静脉曲张套扎及组织黏合剂注射术，术后 1 周，患者出现便血，血液呈暗红色。考虑肝硬化合并内痔及直肠静脉曲张，行结肠镜检查（图 6-32）。

镜下距肛门口 15cm 以下直肠曲张静脉呈结节状，直径最大约 1.6cm，红色征阳性，并有多个内痔形成，直径约 1.0cm。

在较大直肠曲张静脉处给予套扎器套扎治疗，共套扎 4 处，其后以聚桂醇 + 亚甲蓝混合液分别以 3mL、3mL、2mL 三点注射。手术当日，有一枚皮圈脱落随大便排出，次日又有 2 枚皮圈脱落随大便排出，伴有少量出血。患者经对症治疗后出院。

患者出院后仍反复便血，暗红色血液，遂于 1 个月后再次复查肠镜，镜下见肛门、直肠多个结节状曲张静脉，直径最大约 1.0cm，红色征阴性，分别在曲张静脉内再次注射 2~3mL。术后恢复良好。随访半年，未再出现便血。

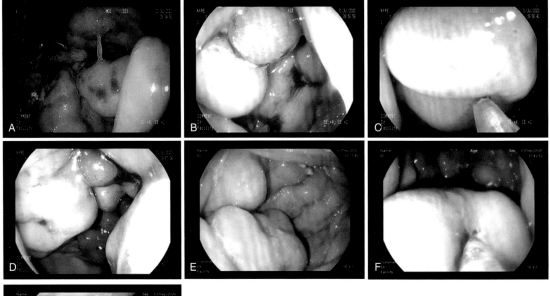

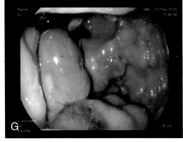

图 6-32 A. 距肛门 15cm 以下多条直肠静脉曲张，直径 1.6cm，红色征阳性、多个痔核形成，直径 1.0cm。B. 肠镜下直肠曲张静脉套扎 4 处。C. 肠镜下曲张静脉聚桂醇 + 亚甲蓝注射术。D. 共注射 3 个点，每点 2~3mL。E.1 个月后复查肠镜，直肠曲张静脉较之前缩小，红色征阴性。F. 镜下曲张静脉内再次注射聚桂醇。G. 注射后曲张静脉变硬，呈淡蓝色

拓展阅读

[1] 美国结直肠外科学会. 痔诊断和治疗指南 (2018)[R].

[2] 中医药学名词审定委员会. 中医药学名词 (2013)[M]. 北京：科学出版社, 2014.

第7章

食管胃静脉曲张的介入治疗

一、经颈静脉肝内门体静脉分流术

1. 概　述

经颈静脉肝内门体静脉分流术（TIPS）是指经颈内静脉穿刺插管至肝静脉后，采用穿刺针经肝静脉穿刺肝实质进入门静脉分支，其后经穿刺途径在肝静脉和门静脉之间置入支架，使门静脉与体静脉（下腔静脉）保持相通，从而达到引流门静脉血流至体静脉的目的。由于 TIPS 使门静脉与体静脉直接相通，故当门静脉压力增高时，门静脉血流能分流至体静脉从而有效缓解门静脉高压。目前，TIPS 对于门静脉高压所导致的并发症（如食管胃静脉曲张引起的上消化道出血、肝硬化引起的难治性腹水）具有较好的治疗效果。

TIPS 应用于临床已有 30 余年，在经历了一系列观念、技术、器材和联合药物治疗的探索和改进后，目前该技术的有效性和安全性日渐成熟，患者在生存时间及质量方面明显获益，得到了国内外同行的广泛认可。

2. 适应证

（1）食管胃静脉曲张破裂出血（EGVB）

肝硬化患者食管胃静脉曲张的发生率约为 30%~70%，在发现有明确的食管胃静脉曲张后的 1 年内，约 30% 的患者存在 EGVB 的风险。

①急性 EGVB：患者 6 周内的病死率约为 20%，对致死性大出血的患者需要给予抢救治疗。在维护气道通畅、血液循环稳定的基础上，根据各医院条件考虑补救性 TIPS，是药物联合内镜治疗失败的二线方案。早期 TIPS，即在大量出血后的 72h 内，将 TIPS 作为抢救的一线方案。早期 TIPS 止血成功率 >95%，较药物联合内镜治疗能更加有效地控制致命性大出血及减少再出血，缩短重症监护和住院时间，显著提高患者生存率。肝硬化 Child-Pugh C 级但评分 <13 的患者，可从早期 TIPS 中获益更多。

②EGVB 二级预防：急性 EGVB 停止后，患者发生再出血和死亡的风险很大。对于未经治疗的患者，1~2 年内平均再出血率为 60%，病死率可达 33%，因而从急性出血恢复的患者均应接受二级

预防措施。

虽然 TIPS 后曲张静脉再出血率（9.0%~40.6%）显著低于药物及内镜治疗（20.5%~60.6%），但由于近年 TIPS 生存率尚缺乏充分的临床研究数据，目前药物及内镜治疗仍为二级预防的首选措施，TIPS 则为二线方案。

（2）难治性腹水

难治性腹水患者的平均生存期约为 6 个月。TIPS 是治疗难治性腹水的一线治疗方案，不仅可以降低门静脉压力，缓解腹水，更重要的是能改善尿钠排泄和肾脏功能。TIPS 在缓解腹水及提高生存率方面均优于腹腔穿刺放液。

（3）难治性肝性胸腔积液

TIPS 可缓解难治性肝性胸腔积液并减少需要行胸腔穿刺的次数，但对于生存期的影响尚不明确。由于缺少难治性肝性胸腔积液的有效措施，TIPS 仍被视为难治性肝性胸腔积液的重要治疗方法。

（4）肝肾综合征（HRS）

HRS 患者的中位生存时间仅为 3 个月，其中未经治疗的 1 型 HRS 患者为 1 个月。TIPS 可通过增加肾脏血流灌注而改善肾功能，可改善 2 型 HRS 患者生存期。

（5）布加综合征（BCS）

BCS 是由各种原因导致肝静脉流出道及肝后段下腔静脉阻塞性病变引起的肝后性门静脉高压。肝静脉或下腔静脉短程闭塞，经球囊扩张或联合支架植入远期通畅率高，一般不需行 TIPS。TIPS 通过门静脉血管床建立人工分流道以降低门静脉压力，改善肝脏淤血及肝功能，适于内科治疗或血管成形术无效的患者。

（6）门静脉血栓（PVT）

PVT 是肝硬化门静脉高压患者的常见并发症，发病率可高达 36%，其机制涉及肝硬化门静脉高压所致门静脉血流速度下降及凝血功能失衡。PVT 不仅会加重本已存在的门静脉高压，还会减少肝脏灌注，损害肝功能，未及时治疗可形成门静脉广泛闭塞及海绵样变。TIPS 不仅可以开通门静脉血管、降低其压力并增加其流速，也可预防 PVT 复发。

3. 禁忌证

• 绝对禁忌证：未被证实的肝硬化门静脉高压。

• 相对禁忌证：① Child-Pugh 评分 >13；②肾功能不全；③严重右心功能衰竭；④中度肺动脉高压；⑤严重凝血障碍；⑥未控制的肝内或全身感染；⑦胆道梗阻；⑧多囊肝；⑨广泛的原发或转移性肝脏恶性肿瘤；⑩门静脉海绵样变。

4. 术前准备

（1）患者准备

①术前常规检查血常规、肝功能、凝血、心电图、心脏超声、肝炎系列。

②胃镜检查，了解食管胃静脉曲张的严重程度和分型。

③B 超、增强 CT 检查，了解肝脏的大小、门静脉及肝静脉之间的空间关系，血管是否通畅，门静脉是否有血栓及血栓类型，有无解剖结构异常，门静脉是否有海绵样变性。了解肝脏有无占位性病变，及其大小和位置。

④术前禁饮食 4~6h。

（2）TIPS 主要器械

①经颈静脉肝内门静脉穿刺系统 Rups-100，包括 10F 导管鞘、金属鞘保护管、金属导向器、5F 导管及穿刺针。

②球囊扩张导管。

（3）内支架

早期用于 TIPS 的内支架有自膨型 Wallstent 及球囊扩张型 Palmaz 等支架。近年来覆膜支架的应用显示出巨大的优势，基本取代了裸支架。临床常用巴德公司的 Fluency 覆膜支架（图 7-1）及戈尔 Viatorr TIPS 专用覆膜支架（图 7-2）。

5. 操作技术

（1）颈内静脉穿刺

患者仰卧位，头转向左侧，颈部常规消毒铺巾，穿刺点选择在下颌角下

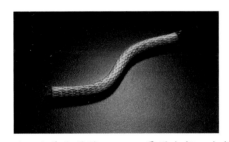

图 7-1 巴德公司的 Fluency 覆膜支架，支架由聚四氟乙烯（PTFE）膜覆盖，支架两端的裸区仅有 2mm

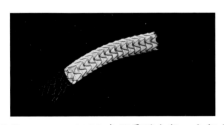

图 7-2 Viatorr TIPS 专用覆膜支架，支架由两部分组成，前段 2cm 裸支架用于门静脉内放置，后段则全程覆以 PTFE 膜，覆膜部分与非覆膜部分之间在透视下可见环形金属标志

2~2.5cm 处，胸锁乳突肌外缘。此处穿刺较为安全，容易刺中颈内静脉。穿刺成功后，将超滑导丝经上腔静脉、右心房送入下腔静脉。插入 10F Rups-100 导管鞘至下腔静脉。

（2）肝静脉插管、造影及测压

在超滑导丝引导下将 5F 导管插入肝静脉，注入少量造影剂观察肝静脉走行及直径，并进行肝静脉测压（图 7-3）。导管进入肝静脉后，如果 Rups-100 的指向器指向患者的右后方，表示导管位于肝右静脉内；如果指向器指向右侧，则表示导管位于肝中静脉内。从不同的肝静脉穿刺门静脉左、右分支，其距离、穿刺针的角度、方向均不同。

（3）间接门静脉造影

间接门静脉造影可以观察肝静脉和门静脉分支的位置关系及门静脉系统的血流情况，以利于确定穿刺方向、深度和角度，做到心中有数，而不是盲目地穿刺，故应常规行间接门静脉造影（图 7-4）。

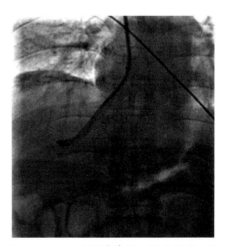

图 7-3 Rups-100 造影导管插入肝右静脉，注入少量造影剂观察肝静脉走行及直径，并进行肝静脉测压

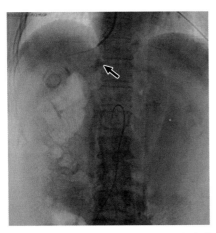

图7-4 经肠系膜上动脉行间接门静脉造影观察肝静脉和门静脉分支的位置关系及门静脉系统的血流情况，箭头示门静脉左支

（4）门静脉穿刺

门静脉穿刺成功是 TIPS 最关键的一步，也是技术难度最大的一步。好的穿刺可以提高术后支架通畅率，减少术后并发症的发生。术前仔细阅读影像检查资料，观察肝静脉与门静脉左右支的空间位置关系，结合间接门静脉造影图像，确定肝静脉的穿刺点和门静脉的穿刺点，并估计穿刺角度及深度。

肝静脉进针点的具体位置应根据所要穿刺的门静脉分支靶血管而定。如果选择门静脉左支，进针点应尽可能靠近肝静脉开口；如果欲穿刺肝内门静脉右支，则应尽可能将 Rups-100 穿刺套针深入肝右静脉内，如此可大大提高门静脉穿刺的命中率。

国外文献报道，门脉主支和（或）门脉分歧部位于肝内者仅为 25.8%，其余 19.4% 位于肝门，54.8% 完全位于肝外。肝外门静脉主支或门静脉分歧部穿刺，可能引起门脉损伤，造成严重的腹腔内大出血，危及患者生命。解放军总医院曾经

观察了 10 例人体正常肝脏尸检标本，结果发现 10 例标本的门脉左右及分歧部均位于肝外，门脉左支长度 3.5~5cm，平均 4.5cm；右支 1.5~4cm，平均 3cm。门脉左右支的上壁及后壁与肝实质之间有结缔组织紧密连接，不易与肝脏分离；其下壁游离，少量结缔组织和脂肪组织覆盖。门脉分歧部上壁及后上壁亦与肝脏连接紧密，其后下壁则延续为门脉主干的后壁，周围缺乏致密组织。这些结果为 TIPS 术中选择门脉左右主支或门脉分歧部作为穿刺点提供了有效的解剖学依据。因此，即使门脉主支和（或）门脉分歧部均位于肝外，TIPS 术中亦可将其作为穿刺点；针点位于与肝实质紧密相连的门脉左右主支上、后壁或门脉分歧部上及后上壁。

当肝静脉的穿刺点与门静脉靶血管的穿刺点上下绝对距离较小，前后绝对距离较大的时候，可以适当地调整 Rups-100 穿刺针的角度，使角度加大；当前后绝对距离很小的时候，适当减小穿刺针的角度。

穿刺时所用力度也是非常重要的，肝硬化患者肝脏的硬度往往很高，穿刺时可能出现穿刺针打滑，穿刺时要使用爆发力将针推进，如果穿刺针在穿刺过程中未遇到任何阻力，也未出现落空感，一般可以确定未穿中肝内门静脉主支。穿刺过程中，穿刺针有明显阻力常意味着穿刺针前端已触及门静脉壁，此时应适当加力以穿透门静脉壁，否则穿刺针就会停留于门静脉壁前方。

穿刺后，抽出针芯用带盐水的 5mL 注射器连接于外套管，边退边回吸，当

注射器内进入静脉血后，说明外套管已进入肝内门静脉腔内。更换带有 2mL 造影剂的 5mL 注射器，持稳外套管缓慢"冒烟"造影，其 X 线表现为"冒烟"推注的造影剂只在门静脉穿刺点以远的门静脉分支内流动显示，近端及另一门静脉分支及门静脉主干均不显影。操作中强调缓慢推注，是"冒烟"造影的基本动作要领。因为加压推注"冒烟"时，由于造影剂的流速和压力加大，会使相邻门静脉属支同时显影，无法判断门静脉的进针点。如果发现"冒烟"造影表现为肝内门静脉两主要分支同时显影或门静脉主干亦参与显影，可说明穿刺点的位置为：①门静脉分叉或邻近门静脉分叉处；②肝外门静脉主干。以上部位均为 TIPS 的危险地带。谨慎球囊扩张，以免引起难以控制的腹腔大出血。近年来，由于覆膜支架的应用，肝外门静脉穿刺引起腹腔大出血的风险大大降低。

穿刺成功后，送入超滑导丝到脾静脉远端。沿导丝插入多侧孔导管到门静脉主干进行直接门静脉造影和测压。观察造影导管进入门静脉的进针点及造影剂是否外溢进入腹腔。为了观察清楚门静脉端的穿刺进针点，必要时进行侧位或者右前斜 45°造影（图 7-5）。造影后将导丝和导管插入肠系膜上静脉深处，插入超硬导丝，沿导丝将 Rups-100 系统插入门静脉内。超滑导丝和 C2 导管配合下，将 C2 导管插入胃食管曲张静脉内（胃左静脉、胃后静脉、胃短静脉），栓塞曲张静脉。曲张静脉栓塞一般使用弹簧钢丝圈。根据曲张静脉直径的大小选择不同直径的弹簧钢

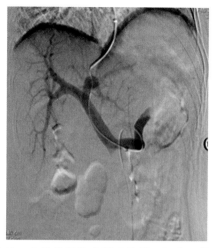

图 7-5　直接门静脉造影正位图，肝内门静脉左右分支充盈良好，门静脉内无血栓形成，门静脉穿刺点位于门静脉左支角部，无造影剂外溢

丝圈，直径一般为 5~12mm。如果有巨大的脾 - 胃 - 肾分流通道，可以使用直径更大的可解脱弹簧圈栓塞系统 interlock（图 7-6）。也有学者使用组织黏合剂（NBCA 胶）与超液态碘化油混合来栓塞曲张静脉，栓塞过程中组织黏合剂与碘化油混合的比例非常重要。一般胶与油的比例为 1∶1~1∶4，混合比例取决于曲张静脉的血流速度。血流速度快，胶的比例高；如果胶的比例低，在曲张静脉血管内不能很快凝结，就会流到肺动脉从而发生肺栓塞。

支架的置入方法取决于使用的支架类型，由于裸支架术后再狭窄率较高，制约了 TIPS 的中远期疗效，目前裸支架已经基本淘汰，被覆膜支架所取代。大型随机对照研究证实，相比裸支架，聚四氟乙烯（PTFE）覆膜支架能明显降低 TIPS 术后再狭窄的发生率。国内临床最常用的支架是戈尔的 TIPS 专用支架 Viatorr 和巴德的 Fluency 支架。Viatorr 支架由两部分组成，

其主体为自膨式镍钛合金支架,前段为2cm裸支架,用于门静脉内放置;后段则全程覆以PTFE膜,覆膜部分与非覆膜部分间在透视下可见一环形金属环标志(图7-2)。释放方式与以往使用的支架稍有不同,分两步分别释放非覆膜和覆膜部分。首先要求将长鞘推进门静脉至少3cm以上,再后撤外鞘释放前端2cm非覆膜部分。随后缓慢后撤Viatorr支架输送器,可以感觉到支架后退碰到门脉穿刺点,透视下

金属环标志也有助于定位非覆膜部分。覆膜部分则采取绑线式释放,后撤长鞘至支架上端,透视监视下释放支架覆膜部分(图7-7)。

放置支架后送入造影导管进行门静脉造影并测压,造影可见血流经过支架进入右心房,分流通道通畅,食管胃曲张静脉消失或显影浅淡,表示TIPS手术成功。门静脉压力较前下降0.78~1.47kPa,门静脉压力梯度小于12mmHg。

6. 术后处理

（1）一般处理

术后卧床24h,监测患者的生命体征和腹部情况,注意有无腹痛、腹胀等症状。观察心肺功能防止急性心功能衰竭和肺水肿。记录24h尿量,监测腹围和体重的变化。注意观察股动脉和颈内静脉穿刺点有无血肿和皮下瘀斑。检测血常规、肝肾功能、电解质、凝血功能及血氨浓度等。

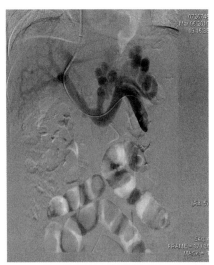

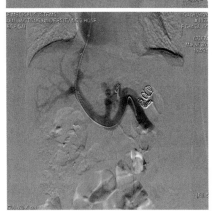

图7-6 直接门静脉造影显示粗大的胃左静脉、胃后静脉迂曲扩张,胃底静脉曲张。导管分别插入胃左和胃后静脉,用弹簧钢丝圈栓塞曲张静脉。栓塞后造影,胃底曲张静脉消失

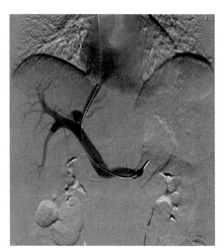

图7-7 置入Viatorr支架后造影,显示支架通畅,门静脉血流经过支架进入右心房,门静脉左右支血流灌注良好

（2）预防肝性脑病和保护肝功能

限制动物性蛋白摄入量，给予足够的热量和维生素，以碳水化合物为主要食物。保持大便通畅，每日大便 1~2 次稀软便，可给予乳果糖。及时纠正水、电解质的紊乱，及时纠正缺钾及碱中毒，给予缺钾者氯化钾，碱中毒者可用精氨酸盐溶液静脉滴注。应用降氨药物门冬氨酸鸟氨酸，静脉滴注支链氨基酸。应用血浆和清蛋白等纠正低蛋白血症，口服利福昔明抑制肠道细菌生长。常规应用保肝药物。

（3）应用抗凝药

如果患者术前门静脉系统有血栓，术后需常规抗凝血治疗，通常使用低分子肝素 4000U 皮下注射，每日 2 次，持续 1 周。出院后继续注射低分子肝素半年或者口服华法林半年。

7. 并发症及处理

（1）TIPS 操作相关并发症

最严重的 TIPS 操作相关并发症为误穿颈动脉造成的出血，肝动脉、肝内或肝外门静脉及肠系膜上静脉等血管壁撕裂伤造成的腹腔出血及肝被膜穿刺伤造成的出血，还包括误穿入胆管或胆囊内形成门静脉胆管瘘或胆汁性腹膜炎，穿刺后感染或脓肿形成、心律失常、对比剂过敏反应及支架松动移位等。误穿主要与操作者的经验和技术有关。此外，部分患者的肝脏显著缩小，且伴发的张力性腹水使肝脏上移，也将增加穿刺门静脉造成血管壁撕裂伤出血的危险性。大多数出血为自限性，应密切观察，必要时开腹行修补术。为避免腹腔出血，穿刺门静脉应至少距离门静脉分叉处 2cm。

（2）分流通道狭窄或者闭塞

TIPS 分流道狭窄或闭塞可以发生于术后的任何时间，是 TIPS 术后静脉曲张再出血及腹水复发的主要原因。早期狭窄或闭塞多与支架释放时未完全支撑肝实质部分分流道、支架释放后扭曲、成角使肝组织回缩、继发血栓形成有关；后期狭窄或闭塞是由支架内假性内膜过度增生所致。术后需监测分流道的通畅情况。直接门静脉造影与门体压力梯度的测量是术后评估门静脉系血管及分流道的最佳标准，但由于此技术的侵袭性及对比剂的使用，除术后短期评估以外，多采用彩色多普勒超声观察分流道情况。术后应于 7~14d 即开始监测患者，主要指标有分流道血流最大流速（正常为 60~220cm/s）、门静脉主干血流最大速度及方向（正常为 >30cm/s，流向肝内），并结合肝脏的整体情况作出判定。术后抗血小板聚集药物联合抗凝药可以有效地预防血管内膜增生及早期血栓形成。晚期的分流道狭窄或闭塞发生率高达 80%，覆膜支架有效地解决了上述问题，1 年内分流道开通率显著提高。术后 3~6 个月复查胃镜，观察食管胃静脉曲张是否减轻或消失（图 7-8）。

（3）肝功能损伤及肝性脑病

最常见的术后并发症是肝性脑病，还包括急性右心衰竭、急性肝功能衰竭、溶血性贫血及手术感染等。5% ~35% 的患者在 TIPS 术后 1 年内会发生肝性脑病，尤以术后 1 个月内显著增高。meta 分析显示，术前存在肝性脑病、高龄及更高的

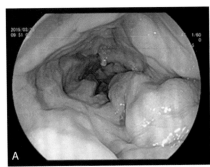

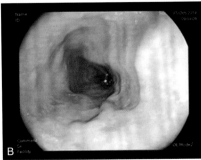

图 7-8 A.TIPS 术前胃镜显示，食管四壁多条静脉曲张，最大直径 1.0cm，近贲门处可见一白色血栓；B.TIPS 术后半年，胃镜复查食管曲张静脉明显减轻

Child-Pugh 评分或分级是与预测 TIPS 术后肝性脑病发生相关性最强的因素。一般标准治疗（乳果糖、限制蛋白摄入及消除诱发因素等）对门体分流相关的脑病效果较好，可加用利福昔明、新霉素等抗菌药；对上述治疗均无效的难治性脑病，可采用缩小或阻塞分流道两种方法 。

二、经皮经肝食管胃静脉曲张栓塞术

1. 简 介

经皮经肝食管胃曲张静脉栓塞术（PTVE）是治疗和预防食管胃静脉曲张破裂出血的一种有效的介入治疗方法。PTVE 是经过皮肤穿刺肝内门静脉分支后

将导管插入脾静脉近脾门处造影，显示食管胃曲张静脉的供血血管和引流血管，然后经导管分别选择性地栓塞曲张静脉的供血血管（胃左静脉、胃短静脉、胃后静脉）达到治疗曲张静脉破裂出血的一种非手术治疗方法。PTVE 是 20 世纪 70 年代发展起来的一种治疗食管胃静脉曲张的方法，然而由于再出血率高，没有被临床广泛采用。近年来，随着采用 a- 氰基丙烯酸酯（TH 或 NBCA 胶）作为栓塞材料对 PTVE 技术的改进，它已成为一种安全、有效、易操作的治疗方法，改良的 PTVE 技术将食管下段食管周围、食管旁静脉曲张、胃静脉曲张全部栓塞，取得了良好的治疗效果。Xiangguo Tian 等人的研究中，PTVE 患者的长期再出血率仅为 20.8%（20/96），TIPS 患者的长期再出血率为 30.2%（13/43），但差异无统计学意义，改良 PTVE 在预防食管静脉曲张再出血方面与 TIPS 具有相似的疗效。分析显示肝功能影响术后再出血率，多因素分析证实 MELD 评分是影响再出血预后的重要因素。然而对于伴有巨大胃 - 肾分流通路的胃静脉曲张出血，经静脉逆行性球囊阻塞曲张静脉硬化术（BRTO）是首选的治疗措施。但由于 BRTO 操作时间较长，风险高于 PTVE。

2. 适应证

PTVE 为肝硬化门静脉高压食管胃静脉曲张出血的二线治疗方法，适合药物及内镜治疗失败、TIPS 有禁忌的食管胃静脉曲张出血，特别是伴有高流量脾 - 胃 - 肾分流的胃静脉曲张（GOV2 型和 IGV1 型）出血。

3. 禁忌证

• 严重的碘造影剂过敏。

• 肝内多发或巨大肿瘤无法穿刺门静脉。

• 严重的凝血功能障碍。

• 大量腹水。

• 门静脉阻塞。

4. 术前准备

（1）术前常规检查

血、尿、粪检查，肝、肾功能、凝血功能检查，心电图，心脏彩超、胸部CT。上腹部 CT 增强扫描，评估肝脏的大小及肝内、外门静脉是否通畅，有无血栓或癌栓。

（2）栓塞材料

吸收性明胶海绵颗粒、弹簧钢丝圈、无水乙醇、聚桂醇、组织黏合剂（a- 氰基丙烯酸酯）等。

5.PTVE 操作技术

（1）插管及造影

患者平卧于 DSA 检查床上，在超声或 DSA 引导下，于剑突下或右腋中线 7~9 肋间穿刺肝内门静脉左支或者右支，成功后插入 5F 血管鞘。将 5F Cobra 导管鞘选择性插入脾静脉远端，注入造影剂行门静脉直接造影，造影剂流速 6~8mL/s，总量20mL。造影后可以显示食管胃曲张静脉的供血静脉及引流血管（图 7-9）。食管静脉曲张的供血血管一般为胃左静脉，引流血管一般为奇静脉和半奇静脉。胃静脉曲张的供血血管一般为胃左静脉、胃短静

脉和胃后静脉，引流血管一般为脾 - 胃 - 肾分流。在导管导丝配合下将 5F 导管鞘选择性地插入曲张静脉的供血血管内，注入造影剂再次造影，观察曲张静脉的血流速度及引流血管流量（图 7-10），并测量曲张静脉的最大直径。

（2）曲张静脉栓塞

早期的 PTVE 单纯栓塞曲张静脉供血血管的主干，很容易形成侧支循环，造成短期内再次出血。改良的 PTVE 技术，使用聚桂醇和组织黏合剂（NBCA）来硬

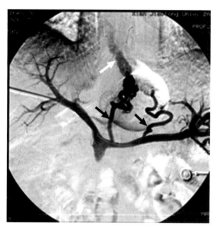

图 7-9 5F 造影导管插入脾静脉远端造影，见曲张静脉供血血管为胃左静脉和胃短静脉（黑箭头），引流血管为奇静脉（白箭头）

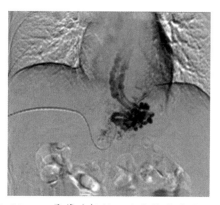

图 7-10 5F 导管选择插入曲张静脉的供血血管胃左静脉内，注入造影剂造影，观察曲张静脉的血流速度及引流血管流量

化和栓塞曲张静脉团和供血血管的主干，使其不容易形成侧支循环，再出血率明显降低。组织黏合剂（NBCA）是一种液态栓塞剂，其优点为永久性栓塞。NBCA胶混合物聚合时间可以通过调整NBCA胶和碘化油的比例来控制。研究显示，NBCA胶与碘化油混合物在体内的聚合时间与NBCA和碘化油的比例关系为NBCA和碘化油比例1:1时，聚合时间为1s；NBCA和碘化油比例为1:4时，聚合时间为4s，两者的比例和聚合时间呈线性关系。依据造影的血流速度，将NBCA和碘化油配制成适当比例，一般为1:3~1:6。将2.7F微导管沿着5F导管插入曲张静脉供血血管的远端，尽量靠近甚至插入曲张静脉团块。首先经微导管注入3~10mL聚桂醇，硬化曲张静脉，聚桂醇总量一般控制20mL以内。然后用2mL的注射器抽吸配制好的组织黏合剂，经导管缓慢注入曲张静脉，术中一边注射组织黏合剂一边撤退微导管，以防止微导管被组织黏合剂凝住无法撤出。栓塞到曲张静脉主干被完全堵塞（图7-11），注射完组织黏合剂后，快速经导管注入10%葡萄糖溶液3~5mL冲洗微导管，撤出微导管，用5F导管在脾静脉再次造影，观察曲张静脉供血血管是否被完全栓塞。如果还有其他供血血管，再次重复进行栓塞。直到造影曲张静脉完全不显影（图7-12）。

（3）封堵穿刺通道

撤出5F导管，拔除血管鞘的过程中一边撤退鞘管一边注射组织黏合剂于穿刺通道的肝实质内，防止拔管后腹腔出血。

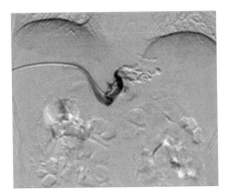

图7-11　2.7F微导管插入胃左静脉内，经导管注入组织黏合剂与碘化油（比例1:3）混合物，胃食管曲张静脉完全栓塞

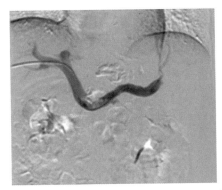

图7-12　分别栓塞各支曲张静脉后，用5F导管在脾静脉再次造影，曲张静脉完全不显影

6. 术后处理

术后穿刺点加压包扎，卧床12~24h，监测生命体征，补液、止血、保肝、抑酸、保护胃黏膜及抗感染治疗。

7. 并发症及其处理

（1）穿刺通道出血

多由于肝硬化凝血功能障碍，穿刺通道肝实质回缩不良引起；或者因为拔管时穿刺通道封堵不彻底引起。一旦发现心率加快、血压下降、血红细胞降低，应高度怀疑腹腔出血。立即进行诊断性腹腔穿刺，如果抽出不凝血，即可诊断。如果患者胸闷气短，胸部透视发现右侧胸腔积液较术前明显增加，多考虑血胸，因为穿刺通道穿过了胸腔。快速补液、输血，进行肝动脉造影，发现肝动脉有活动性出血时，立即进行栓塞治疗。必要时请普外科会诊，如果介入栓塞不成功，可进行剖腹探查止血。

（2）异位栓塞

常见于肺栓塞和门静脉栓塞，多由于曲张静脉粗大，引流血管分流量大，血流速度快及组织黏合剂与碘化油混合的比例低造成，注射的组织黏合剂还没有在曲张静脉内凝结就被血流冲走停留在肺部，发生肺栓塞。极少的肺栓塞不会引起临床症状，也不需要特别的处理。因此注射组织黏合剂时一定要在透视下缓慢注射，一旦发现组织黏合剂与碘化油混合物游走，应及时停止注射。为了避免肺栓塞的发生，当造影时发现有粗大的引流血管时，应该提高组织黏合剂与碘化油混合的比例，使组织黏合剂凝结速度缩短，也可以先注入适量的 50% 葡萄糖溶液、无水乙醇、聚桂醇使血流速度减慢。注射速度应缓慢，防止组织黏合剂反流进入门静脉使门静脉部分栓塞。

（3）消化道出血

术后短期少量呕血、黑便多由于急性胃黏膜病变、门静脉高压病所致，对症治疗后很快好转。

拓展阅读

[1] 中华医学会消化病学分会消化介入学组 .TIPS 治疗肝硬化门静脉高压最新共识 (2013)[R].

[2] 张春清，王强修 . 消化系统疾病介入治疗学 [M]. 北京：人民军医出版社，2011.

[3] 张金山，现代腹部介入放射学 [M]. 北京：科学出版社，2000.

[4] Bai M, Qi X, Yang Z, et al. Predictors of hepatic encephalopathy after transjugular intrahepatic portosystemic shunt incirhotic patients :a systematic review[J]. J Gastroenterol Hepatol, 2011, 26 :943–951.

[5] 孙旻煌，李迎春，李松蔚，等 .Viatorr 支架在 TIPS 治疗中的应用 [J]. 介入放射学杂志，2019, 28（2）：166–169.

[6] Barange K, Péron JM, Imani K, et al. Transjugular intrahepatic portosystemic shunt in the treatment of refractory bleeding from ruptured gastric varices[J]. Hepatology,1999,30:1139–1143.

[7] Mahadeva S, Bellamy MC, Kessel D,et al. Costeffectiveness of N-butyl-2-cyanoacrylate （histoacryl） glue injections vs. transjugular intrahepatic portosystemic shunt in the management of acute gastric variceal bleeding[J]. Am J Gastroenterol,2003,98:2688–2693.

[8] Lo GH. Controlled trial of TIPS vs. cyanoacrylate glue for gastric variceal bleeding[J]. Gastrointest Endosc,2014,79:182.

[9] Holster IL, Tjwa ETTL, Moelker A, et al. Covered transjugular intrahepatic portosys-temic shunt vs. endoscopic therapy blocker for prevention of variceal rebleeding[J]. Hepatology,2016,63:581–589.

[10] Sauerbruch T, Mengel M, Dollinger M, et al. Prevention of rebleeding from esophageal varices in patients with cirrhosis receiving small-diameter stents vs. hemodynamically controlled medical therapy[J]. Gastroenterology,2015,149:660–668.

[11] Qi X, Han G, Fan D. Management of portal vein thrombosis in liver cirrhosis[J]. Nat Rev Gastroenterol Hepatol,2014,11（7）:435–446 [Review gastro].

[12] Narahara Y, Kanazawa H, Fukuda T, et al. Transjugular intrahepatic portosystemic shunt versus paracentesis plus albumin in patients with refractory ascites who have good hepatic and renal function: a prospective randomized trial[J]. J Gastroenterol,2011,46（1）:78–85.

[13] Lunderquist A, Borjesson B, Owman T, et al. Isobutyl 2-cyanoacrylate（bucrylate）in obliteration of gastric coronary vein and esophageal varices[J]. AJR Am J Roentgenol , 1978,130: 1–6.

[14] L'Hermine C, Chastanet P, Delemazure O, et al. Percutaneous transhepatic embolization of gastroesophageal varices: results in 400 patients[J]. AJR Am J Roentgenol , 1989, 152:755–760.

[15] Bian S, Tian XG, Hu JH, et al. Percutaneous transhepatic variceal embolization combined with endoscopic ligation for the prevention of variceal rebleeding[J]. J Dig Dis,2013,14:388–395.

[16] Zhang CQ, Liu FL, Liang B, et al. A modified percutaneous transhepatic varices embolization with 2-octyl cyanoacrylate in the treatment of bleeding esophageal varicesp[J]. J Clin Gastroenterol,2009,43:463–469.

[17] Xiangguo Tian , Yongjun Shi , Jinhua Hu , et al. Percutaneous transhepatic variceal embolization with cyanoacrylate vs. transjugular intrahepatic portal systematic shunt for esophageal variceal bleeding[J]. Hepatol Int,2013,7:636–644.

[18] Kim DJ, Darcy MD, Mani NB, et al. Modified balloon-occluded retrogradetransvenous obliteration (BRTO)techniques forthetreatment of gastric varices: vascular plug-assisted retrograde transvenous obliteration (PARTO)/coil-assisted retrograde transvenous obliteration(CARTO)/ balloon-occluded antegrade transvenous obliteration (BATO)[J]. Cardiovasc Intervent Radiol,2018,41:835–847.

第8章

食管静脉曲张的无创预测模型

一、食管静脉曲张无创预测模型

1.简 介

肝硬化是多种肝病不断发展的结果，其病因多种多样，在我国乙型肝炎病毒（HBV）和丙型肝炎病毒（HCV）感染是最为常见的病因。肝硬化可以出现多种多样的并发症，如腹水、肝性脑病、脾功能亢进和食管静脉曲张（EVs）。全世界每年因肝硬化死亡的人数大约有100万人，其中20万人死于食管静脉曲张破裂出血，是肝硬化致死的主要原因之一。截至目前，胃镜检查仍然是食管静脉曲张诊断的金标准，多种指南与共识均建议肝硬化患者应该接受周期性的胃镜检查。及早发现曲张静脉，及早采取有效治疗。然而，许多患者直到食管静脉曲张破裂出血才接受第一次胃镜检查，延误了病情，增加了死亡风险。胃镜检查属于有创性操作，操作过程中，镜身与曲张静脉的摩擦、胃镜刺激引起的恶心呕吐，都会引发食管曲张静脉破裂出血。在我国，大多数的胃镜检查均在非麻醉状态下完成，整个操作过程给患者带来了不同程度的不适感。那么，如何通过一种无创方法早期识别肝硬化患者是否伴有食管静脉曲张并采取相应的防治措施，对降低肝硬化患者食管胃静脉曲张破裂出血的风险意义重大。

2.传统的预测模型

传统的预测模型中，人们比较熟悉的有：

①谷草转氨酶与谷丙转氨酶比值（AAR）。

②谷草转氨酶与血小板比值指数（APRI）。

③肝脏硬度/脾直径血小板评分（LSPS）。

④静脉曲张风险评分（VRI）。

⑤血小板与脾脏体积比值（PSVR）。

这些模型中所纳入的指标包括谷草转氨酶（AST）、谷丙转氨酶（ALT）和血小板（PLT）等较为常见的生化指标。这些指标在诊断食管静脉曲张中的价值已得到肯定，但是其特异度和灵敏度不够理想。

近年来，随着瞬时弹性成像（TE）技术的发展，肝脏硬度测定（LSM）逐渐成为肝硬化研究的重点，瞬时弹性成像用于诊断食管静脉曲张的价值已被多项研究证实。研究表明，肝脏硬度与肝硬化患者的食管静脉曲张密切相关。与瞬时弹性成像技术伴随出现的模型包括肝脏硬度/脾直径血小板评分（LSPS）和静脉曲张风险评分（VRI）。这些模型属于较为新颖的模型，纳入了肝脏硬度测定这一指标，在预测食管静脉曲张方面的价值也已经得到广泛认可。

在既往的研究中，肝脏体积和脾脏体积的概念也被用于食管静脉曲张的预测。例如，血小板与脾脏体积比值（PSVR）预测肝硬化患者肝脏纤维化的程度；肝/脾体积比预测肝硬化患者门静脉高压和食管静脉曲张；肝脏实际体积预测肝脏切除患者的手术风险和肝脏功能等。但迄今为止，应用标准肝脏体积（SLV）和标准脾脏体积（SSV）计算公式构建肝硬化患者食管静脉曲张的无创预测模型未见报道。为此，我们在这方面做了一定尝试。

3. 标准肝脏体积（SLV）和标准脾脏体积（SSV）的建立

由于门静脉高压的存在，肝硬化患者的肝、脾体积会发生相应的改变。对于中、晚期病毒性肝硬化患者来说，最为常见的变化是肝脏体积显著缩小、脾脏体积显著增大。因此，肝硬化患者肝、脾体积的测定有助于食管曲张静脉的判断。肝脏与脾脏属于不规则脏器，体积测定较为困难，尽管"水测法"是不规则物体测定的金标准，但不适合在活体中应用。目前，临床上常用的办法为 CT 或者 MRI 等影像学方法，整个测定过程需要耗费大量的时间。其中，CT 检查是最为常用的办法，据报道，应用 CT 检查对不规则脏器进行体积测定的误差仅在 5%，具有较高的准确性。在我国，肝硬化患者的 CT 检查属于常规项目，有助于明确肝硬化的严重程度和有无肝脏肿瘤。

为了解决肝脏体积测定较难的问题，多位学者通过统计学方法成功建立了标准肝脏体积计算公式。其中，Urata 的公式最常用，而 Poovathumkadavi 的公式被认为误差最小。冯灵美等人报道了适合中国人群的标准肝脏体积计算公式。但是标准脾脏体积计算公式的文章相对较少。

我们通过 CT 测量实际肝脏体积（CTLV）和实际脾脏体积（CTSV），采用 Pearson 相关性分析和逐步多元线性回归分析的方法分析了 207 例健康成人的年龄、身高、体重、体重指数及体表面积（BSA）与 CTLV 和 CTSV 的相关性，成功构建了中国健康成人 SLV 和 SSV 计算公式，即：

$$SLV = 858.186 \times BSA - 393.349 \ (R^2 = 0.350)$$

$$SSV = 188.813 \times BSA - 140.981 \ (R^2 = 0.126)$$

通过另外 98 例健康成人的验证，与上述学者的公式相比，具有更小的误差及更高的准确性。

4. 肝硬化 YD 预测模型的构建

研究纳入了 111 例 HBV 和 HCV 肝硬化患者，通过 CT 测量肝、脾实际体积，使用上述 SLV 和 SSV 计算公式计算肝、脾体积的理论值，纳入肝/脾体积比、肝脏差值、脾脏差值、肝脏体积变化率、脾脏体积变化率、门静脉直径（PVD）等指标，采用相关与回归分析的方法成功构建了预测肝硬化患者食管静脉曲张的无创预测模型，即 YD 预测模型：

$$\ln[P/(1-P)]=12.925-0.014\times CTLV(cm^3)+0.016\times CTSV(cm^3)+0.009\times(CTLV-SLV)(cm^3)-1.929\times[(CTSV-SSV)/SSV]-0.216\times PVD(mm)$$

YD 模型以 ROC 曲线上灵敏度和特异度最大时的位点所对应的截断值来判断有无食管静脉曲张，截断值为 0.848 665。当无创预测模型中的 P 值大于截断值时则可以诊断有食管静脉曲张。

为了对比 YD 模型与既往用于诊断肝硬化患者食管静脉曲张的无创预测模型的鉴别能力，我们依据胃镜检查结果将其纳入的 111 例病毒性肝硬化患者分为食管静脉曲张和非食管静脉曲张组，分别采用 YD 模型、AAR、ARRI、LSPS 和 APRI 对 111 例肝硬化患者进行预测，并绘制 ROC 曲线，YD 模型的曲线下面积（AUC）为 0.873，灵敏度和特异度分别为 65.3% 和 89.7%，阳性预测值和约登指数分别为 66.3% 和 0.55，均显著高于其余 4 个模型。依据判断标准：0.7<AUC<0.9 提示模型有较好的准确性，具有比较良好的区分能力。AUC 越接近于 1，其诊断效果越好。因此，可以初步认定 YD 模型在诊断食管静脉曲张的准确性优于 AAR、ARRI、LSPS 及 APRI。无创预测模型的 ROC 曲线对比见图 8-1。

5.YD 预测模型的临床验证

一个模型的预测能力是否良好，需要对其鉴别能力、准确性进行评估。鉴别能力可以通过 AUC 得以反映，将模型应用在新的人群中，如果其 AUC 与模型

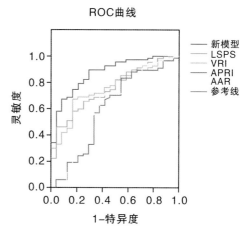

图 8-1 无创预测模型的 ROC 曲线对比

组人群差异不大，且两组间差异没有统计学意义，则认为模型的鉴别能力良好。准确性可以通过 Hosmer-Lemeshow 检验及 Calibration 散点图得以反映，将模型应用于新的人群中，如果 Hosmer-Lemeshow 检验的 P 值均大于 0.1 且 Calibration 散点图中各个散点的分布没有明显偏离参考线，则可认为模型的准确性良好。因此，我们纳入了另外 56 例满足纳入标准的病毒性肝硬化患者作为外部验证组，分别对建模组和外部验证组人群的 ROC 曲线、Hosmer-Lemeshow 检验及 Calibration 散点图进行对比。结果显示，外部验证组人群的 AUC 为 0.937，建模组与外部验证组人群的 AUC 差异没有统计学意义，其鉴别能力良好。建模组与外部验证组人群 Hosmer-Lemeshow 检验的 P 值分别为 0.892 和 0.974，Calibration 散点图中的散点分布没有明显偏离参考线，其准确性良好。

ROC 曲线和 Calibration 散点图更多的是侧重于评估预测模型在数理统计上的准确性，而不能反映患者能否从中受益。决策曲线分析（DCA）属于统计学上比较

新的用于评估模型的临床实用性的方法。DCA 同时考虑了给真阳性患者施加干预的受益值和给假阳性患者施加干预的损失值，并可以计算预测模型对患者的净收益（NB），在 DCA 上以纵坐标表示。NB=a−b×[Pt/（1−Pt）]。a= 真阳性例数 / 总例数，b= 假阳性例数 / 总例数，Pt/（1−Pt）= 假阳性带来的危害。P 为预测疾病的风险，Pt 为阈概率，在 DCA 上以横坐标表示。我们分别应用 YD 模型绘制了建模组与外部验证组的 DCA，DCA 曲线均显著高于两条极端曲线，提示 YD 模型具有临床实用价值，患者能够从 YD 模型中获益。模型组与外部验证组的 DCA 见图 8-2 和图 8-3。

6. 结 论

建立预测食管静脉曲张的无创预测模型对于肝硬化患者意义重大，有助于早期识别伴有食管静脉曲张的肝硬化患者，尽早采取预防措施，降低食管静脉曲张破裂出血的风险。与既往的无创预测模型相比，我们在模型构建的过程中，应用了标准肝脏体积和标准脾脏体积计算公式，将标准肝、脾体积与实际肝、脾体积相结合，纳

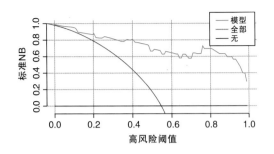

图 8-3　外部验证组 DCA

入了肝脏差值、脾脏体积变化率等指标，具有一定的创新性。

纳入的研究对象均为病毒性肝硬化患者，病因的一致性良好，最大限度地降低了不同病因可能对结果造成的偏倚。将建立的 YD 无创预测模型与既往用于预测食管静脉曲张的 4 个无创预测模型进行了对比，显示其预测结果优于 AAR、ARRI、LSPS 及 APRI。为了进一步对 YD 模型进行评估，对 YD 模型的鉴别能力、准确性和临床实用性分别在建模组和外部验证组进行了测定，证实了 YD 模型具有较好的鉴别能力、准确性和临床实用性。

二、高风险食管静脉曲张的无创预测模型

1. 简 介

Bavono V 标准依据食管曲张静脉的直径、红色征及患者的肝功能分级将食管静脉曲张分为高出血风险食管静脉曲张（HEVs）和低出血风险食管静脉曲张（LEVs）。高出血风险食管静脉曲张定义：直径 ≥ 5mm 的大曲张静脉、红色征阳性

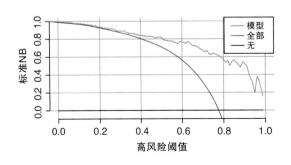

图 8-2　建模组 DCA

的小曲张静脉（直径 <5mm）和 Child-Pugh C 级。

食管静脉曲张的诊断主要依赖于胃镜检查，在众多食管静脉曲张的记录方法中，LDRf 是最为常用的方法，此种方法可以分别对食管静脉曲张的位置、直径及局部情况进行记录。

对于伴有食管静脉曲张的肝硬化患者来说，高出血风险食管静脉曲张破裂出血的风险显著高于低出血风险食管静脉曲张。对于低出血风险食管静脉曲张肝硬化患者来说，无须采取预防措施，而仅仅需要接受周期性的胃镜检查；高出血风险食管静脉曲张肝硬化患者，需要口服非选择性 β 受体阻滞剂或者采用内镜下曲张静脉套扎术（EVL）来降低食管曲张静脉破裂出血的风险。但真正从这些预防措施中获益的肝硬化患者并不多，这主要是由于高出血风险食管静脉曲张的早期诊断特别困难，多数肝硬化患者常常在食管静脉曲张破裂出血时才被诊断。因此，高风险食管曲张静脉的预测对于食管曲张静脉破裂出血的预防和治疗更有意义。于是我们进一步应用标准肝、脾体积计算公式构建了高出血风险食管静脉曲张的无创预测模型，并且取得了预期的效果。

2. 模型构建

我们收集了 86 例病毒性肝硬化伴有食管静脉曲张的患者作为研究对象，依据胃镜检查结果和 Bavono V 标准将其分为高出血风险食管静脉曲张组和低出血风险食管静脉曲张组。通过 SLV 和 SSV 计算公式计算肝、脾体积的理论值，纳入肝 /

脾体积比、肝脏差值、脾脏差值、肝脏体积变化率、脾脏体积变化率、门静脉直径（PVD）等指标，同时纳入谷草转氨酶、谷丙转氨酶和血小板等生化指标，构建了预测肝硬化患者高出血风险食管静脉曲张无创预测模型，即 HYD 模型：

$$\ln[P/(1-P)]=8.342-2.162\times(CTLV/CTSV)-0.314\times[(CTSV-SSV)/SSV]-0.07\times AST(U/L)$$

以 ROC 曲线上灵敏度和特异度最大时的位点所对应的截断值来判断有无高出血风险食管静脉曲张，截断值为 0.571 363 8。当无创预测模型中的 P 值大于截断值时则可以诊断高出血风险食管静脉曲张。

3. 模型验证

同样选取既往用于诊断肝硬化患者食管静脉曲张的 4 个无创预测模型进行比较，分别是 AAR、ARRI、LSPS 及 APRI，依据胃镜检查结果和 Bavono V 标准将纳入的 86 例病毒性肝硬化患者分为高出血风险食管静脉曲张和低出血风险食管静脉曲张组，分别采用 HYD 模型、AAR、ARRI、LSPS 及 APRI 对其进行预测，并绘制 ROC 曲线，HYD 模型的 AUC 为 0.865，灵敏度和特异度分别为 91.0% 和 80.0%，阳性预测值和约登指数分别为 96.4% 和 0.71，均显著高于其余 4 个模型。无创预测模型的 ROC 曲线对比见图 8-4。

同样，需要 HYD 模型的鉴别能力、准确性进行评估。我们纳入了另外 50 例满足纳入标准的病毒性肝硬化患者作为外部验证组，分别对建模组和外部验证组人群的 ROC 曲线、Hosmer-Lemeshow 检验及 Calibration 散点图进行对比。结果显示，外部验证组人群的 ROC 曲线下面积为 0.879，建模组与外部验证组人群的 AUC 差异没有统计学意义，其鉴别能力良好。建模组与外部验证组人群 Hosmer-Lemeshow 检验的 P 值分别为 0.746 和 0.790，Calibration 散点图中的散点分布没有明显偏离参考线，其准确性良好。

另外，分别应用 HEVS-YD 模型绘制了建模组与外部验证组的 DCA，DCA 曲线均显著高于两条极端曲线，提示 HYD 模型具有临床实用价值，患者能够从 HEV-YD 模型中获益。模型组与外部验证组的 DCA 见图 8-5、图 8-6。

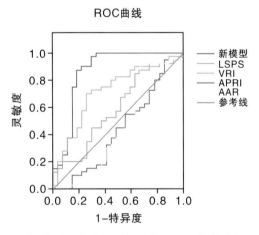

图 8-4　无创预测模型的 ROC 曲线对比

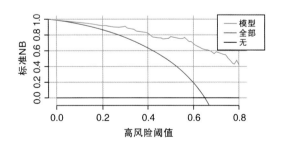

图 8-5　建模组调整后 DCA

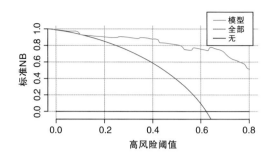

图 8-6　外部验证组调整后 DCA

4. 结　论

构建可以用于预测肝硬化患者 HYD 模型，有助于早期鉴别高出血风险人群，为患者早期采取预防措施，降低其出血风险提供了可能。本研究成功地将中国健康成人 SLV 和 SSV 计算公式应用于无创预测模型的构建过程中，并成功构建 HYD 预测模型：

$$\ln[P/(1-P)] = 8.342 - 2.162 \times (CTLV/CTSV) - 0.314 \times [(CTSV-SSV)/SSV] - 0.07 \times AST(U/L)$$

方程中的纳入指标除了 AST、肝/脾体积比外，还纳入了脾脏体积变化率这一较为新颖的指标，也是一种新的尝试。我们将 HYD 模型与 AAR、ARRI、LSPS 和 APRI 这 4 个用于预测食管静脉曲张的无创模型对于高出血风险食管静脉曲张的鉴别能力进行了比较，证实了 HYD 模型对于高出血风险食管静脉曲张的鉴别能力优于其他 4 个模型。

同样新构建的 HYD 模型的鉴别能力、准确性和临床实用性也在建模组人群和外部验证人群中得到了肯定。

拓展阅读

[1] D'Amico G, Pagliaro L, Bosch J. Pharmacological treatment of portal hypertension: an evidence-based approachp[J]. Semin Liver Dis, 1999,19（4）:475–505.

[2] Karatzas A, Konstantakis C, Aggeletopoulou I, et al. Non-invasive screening for esophageal varices in patients with liver cirrhosis[J]. Ann Gastroenterol,2018,31:305–314.

[3] Rigo GP, Merighi A, Chahin NJ, et al. A prospective study of the ability of three endoscopic classifications to predict hemorrhage from esophageal varices[J]. Gastrointest Endosc, 1992,38（4）:425–429.

[4] Kim T, Shijo H, Kokawa H, et al. Risk factors for hemorrhage from gastric fundal varices[J]. Hepatology, 1997,25（2）:307–312.

[5] Abraldes JG, Bureau C, Stefanescu H, et al. Noninvasive tools and risk of clinically significant portal hypertension and varices in compensated cirrhosis: The "Anticipate" study[J]. Hepatology, 2016,64（6）:2173–2184.

[6] Colecchia A, Montrone L, Scaioli E, et al. Measurement of spleen stiffness to evaluate portal hypertension and the presence of esophageal varices in patients with HCV-related cirrhosis[J]. Gastroenterology, 2012,143（3）:646–654.

[7] En-qiang Ling Hu, Jia Feng. Application of position, diameter and bleeding risk in the classification of patients with esophageal varices bleeding[J]. Chinese Journal of Digestive Endoscopy, 2008, 25（10）.

[8] de Franchis R. Expanding consensus in portal hypertension: Report of the Baveno VI Consensus Workshop: Stratifying risk and individualizing care for portal hypertension[J]. J Hepatol, 2015,63（3）:743–752.

[9] Jalan R, Hayes PC. UK guidelines on the management of variceal haemorrhage in cirrhotic patients. British Society of Gastroenterology[J]. Gut, 2000,46（Suppl 3/4）:I1–I15.

[10] Wang JH, Chuah SK, Lu SN, et al. Transient elastography and simple blood markers in the diagnosis of esophageal varices for compensated patients with hepatitis B virus-related cirrhosis[J]. J Gastroenterol Hepatol, 2012,27（7）: 1213–1218.

[11] Kim BK, Han KH, Park JY, et al. A liver stiffness measurement-based, noninvasive prediction model for high-risk esophageal varices in B-viral liver cirrhosis[J]. Am J Gastroenterol, 2010,105（6）: 1382–1390.

[12] D'Amico G, Pagliaro L, Bosch J. Pharmacological treatment of portal hypertension: an evidence-based approach[J]. Semin Liver Dis, 1999,19（4）: 475–505.

[13] Karatzas A, Konstantakis C, Aggeletopoulou I, et al. Non-invasive screening for esophageal varices in patients with liver cirrhosis[J]. Ann Gastroenterol,2018,31:305–314.

[14] Rigo GP, Merighi A, Chahin NJ, et al. A prospective study of the ability of three endoscopic classifications to predict hemorrhage from esophageal varices[J]. Gastrointest Endosc, 1992, 38（4）:425–429.

[15] Kim T, Shijo H, Kokawa H, et al. Risk factors for hemorrhage from gastricfundal varices[J]. Hepatology, 1997,25（2）:307–312.

[16] Abraldes JG, Bureau C, Stefanescu H, et al. Noninvasive tools and risk of clinically significant portal hypertension and varices in compensated cirrhosis: The "Anticipate" study[J]. Hepatology, 2016,64（6）:2173–2184.

[17] Colecchia A, Montrone L, Scaioli E, et al. Measurement of spleen stiffness to evaluate portal hypertension and the presence of esophageal

varices in patients with HCV-related cirrhosis[J]. Gastroenterology, 2012,143（3）:646–654.

[18] En-qiang Ling Hu, Jia Feng. Application of position, diameter and bleeding risk in the classification of patients with esophageal varices bleeding[J]. Chinese Journal of Digestive Endoscopy, 2008,25（10）.

[19] 李蕊 . 利用肝脾三维多频 MR 弹性成像评估肝硬化时门静脉高压和高风险食管静脉曲张 [J]. 国际医学放射学杂志 , 2014, 4: 45–48.

[20] Yang SP, Wu H, Wang GC, et al. A new model combining the liver/spleen volume ratio and classification of varices predicts HVPG in hepatitis B patients with cirrhosis[J]. Eur J Gastroenterol Hepatol, 2015, 27（3）: 335–343.

[21] Rdvanly RD, Nelson RC, Stieber AC, et al. Imaging in the preoperative evaluation of adult liver transplant candidates: goals, merits of various precedures and recommendations[J]. AJR, 1995, 184: 661.